辽派中医系列丛书

银州医论

李玉奇学术经验传承录

郭恩绵 主编

U0201087

全国百佳图书出版单位
中国中医药出版社
·北京·

图书在版编目（CIP）数据

银州医论：李玉奇学术经验传承录 / 郭恩绵主编.
－－北京：中国中医药出版社，2024.12（辽派中医系列丛书）
ISBN 978-7-5132-8710-4

Ⅰ.①银… Ⅱ.①郭… Ⅲ.①中医学临床－经验－中
国－现代 Ⅳ.① R249.7

中国国家版本馆 CIP 数据核字 (2024) 第 063610 号

中国中医药出版社出版

北京经济技术开发区科创十三街 31 号院二区 8 号楼
邮政编码　100176
传真　010-64405721
廊坊市佳艺印务有限公司印刷
各地新华书店经销

开本 710×1000　1/16　印张 7　彩插 1　字数 79 千字
2024 年 12 月第 1 版　2024 年 12 月第 1 次印刷
书号　ISBN 978 - 7 - 5132 - 8710 - 4

定价　49.00 元
网址　www.cptcm.com

服 务 热 线　010-64405510
购 书 热 线　010-89535836
维 权 打 假　010-64405753

微信服务号　zgzyycbs
微商城网址　https://kdt.im/LIdUGr
官 方 微 博　http://e.weibo.com/cptcm
天猫旗舰店网址　https://zgzyycbs.tmall.com

如有印装质量问题请与本社出版部联系（010-64405510）

内容提要

　　郭恩绵教授早年拜师于国医大师李玉奇教授门下，在跟师学习过程中，不断记载李玉奇老的药性、组方、观舌识病、治法等理论，并经提炼、总结李玉奇老手稿验方及杂症治验，结合郭恩绵教授自己所感和临证经验，融汇贯通，终成《银州医论——李玉奇学术经验传承录》。所谓"银州"，乃李玉奇老字银州，故而为名。

　　本书体现了李玉奇和郭恩绵教授两代中医大师的学术思想，具有很高的学术价值和临证指导作用。

李玉奇简介

李玉奇（1917—2011），辽宁银州（今辽宁省铁岭市）人，中共党员，辽宁中医药大学终身教授、主任医师。历任辽宁省卫生厅中医处处长、辽宁省肿瘤医院第一任副院长、辽宁中医学院（现辽宁中医药大学）副院长、辽宁中医学院附属医院院长，辽宁省政协委员，辽宁省药品评审委员会副主任委员、辽宁省中医药学会会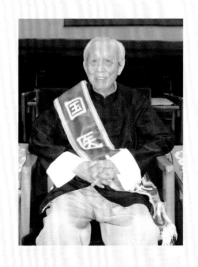
长、辽宁省干部保健会诊专家委员会委员、辽宁省中医技术评审委员会主任委员，《辽宁中医杂志》主编等。第一批全国老中医药专家学术经验继承工作指导老师，享受国务院政府特殊津贴。2009 年被授予首届"国医大师"称号。先后主持"七五""八五"国家科技攻关计划相关课题，在"以痈论治"理论指导下，研制出国家三类新药养阴清胃颗粒（逆转乐），以及胃福冲剂和阻癌冲剂、胃复欣等院内制剂 10 余种。著有《萎缩性胃炎"以痈论治"》《脾胃病与胃癌前病变研究》《医门心镜》等著作。

李玉奇教授自幼学医，师从名家，年方少时即已名闻乡里。从医数十载，医术精湛，精益求精，有仲景、扁鹊之功，被誉为"北国药王"。其观舌识病之研究更是一绝。其诊疗疾病的范围覆盖整个内科系统，尤以脾胃病见长。李玉奇教授提倡"茹古涵今，兼收并蓄，立足临床，发展创新"的治学思想；提出冠心病从肾论治、滑胎小产从气论治等学术观点。他首先倡导的萎缩性胃炎"以痈论治"之理得到同行的普遍认同。创立的"胃福冲剂""阻癌冲剂"，疗效可靠，享誉海内外。李玉奇教授博览群书，涉猎广泛，中医基础理论知识扎实深厚，于辨证论治精准，于遣方用药如排兵布阵，每于临证诊病中攻无不克，战无不胜，屡奏奇功。

郭恩绵简介

郭恩绵，1940 年出生，男，辽宁省辽阳市人，辽宁省"中医大师"，全国老中医药专家学术经验继承工作指导老师。

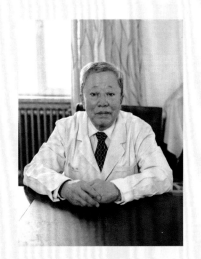

郭恩绵教授师从多位名医，早期跟随徐向春及胡振州，二位老中医从事妇产科多年，经验丰富。20 世纪 70 年代中后期，郭恩绵教授在内科工作期间曾先后从师于梁国卿、王文彦、王忠贤等名老中医，虚心好学，孜孜不倦，一丝不苟，悉取诸家之长。20 世纪 90 年代在人民大会堂拜师于李玉奇教授，学习三年。跟师过程中动口（勤问），动耳（勤听），动手（勤记），积累了大量一手资料。

郭教授从医 50 余载，一直工作在医疗、教学、科研第一线，恪守岐黄之道，自组疗疾之方，具有独特创新的学术思想和丰富的临床经验，是辽沈地区中医肾病学发展的奠基人，为中医肾病重点学科发展奠定基础，为辽宁地区中医肾病学科发展作出了巨大贡献，尤其对肾小球疾病和慢性肾衰竭从理论到临床研究均颇有建树。创新性地提出"虚劳水气病"之病名；创立"治浊四法"治疗慢性肾衰竭的诊疗方案；其主持研发的院内制剂"降氮煎剂"保留灌肠治疗慢性肾功能不全，是辽宁中医药大学附属医院肾脏病科的拳头产品，20多年来一直应用于临床，疗效显著，受到广大患者的好评。其所创玉肾露、肾衰饮、尿感灵等也广泛应用于临床。

致力歧黄潜心从师

承前启后继往开来

袁家麟

袁家麟为本书题词

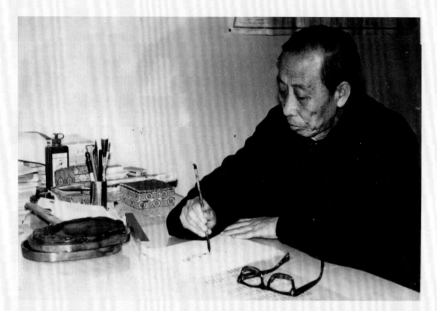

李玉奇练字

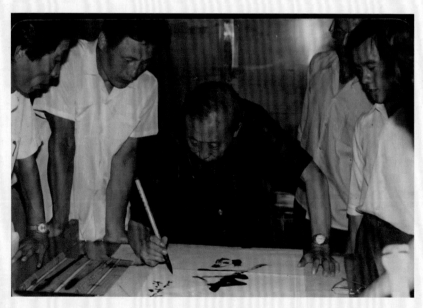

李玉奇题字赠友

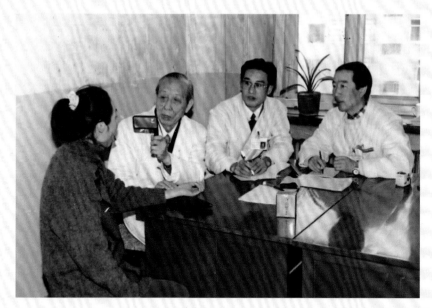

李玉奇工作照

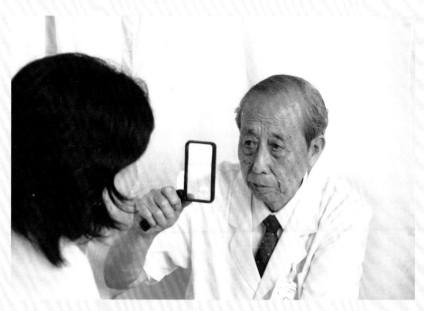

李玉奇望舌

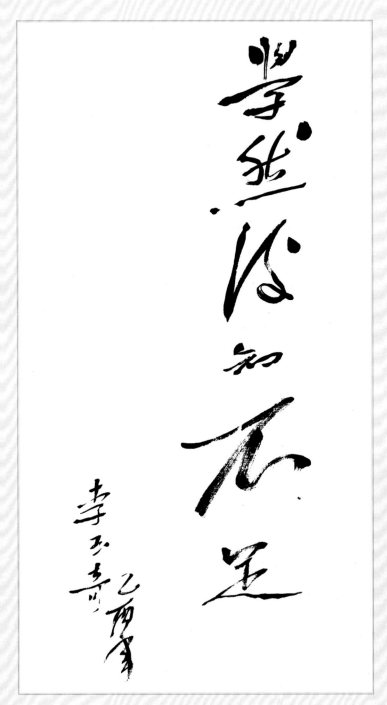

李玉奇书法作品

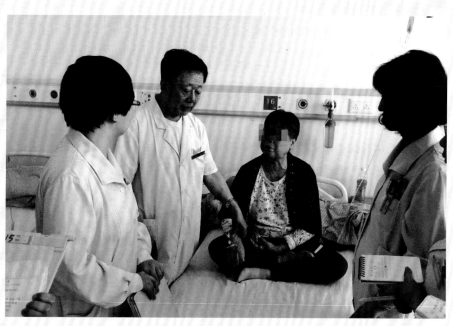

郭恩绵查房

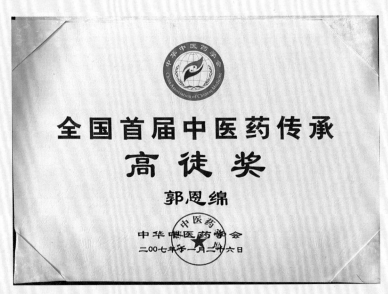

郭恩绵荣获高徒奖

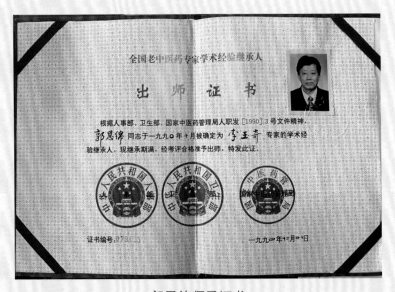

郭恩绵师承证书

刘 序

　　《银州医论》（原名）是师承工作的一项重要成果，北国杏林中的一株溢香的奇葩。这本书的问世将为我省提高继承名老中医专家学术经验工作质量起着促进和推动作用。书中记载了李玉奇（李银州）教授一条条别具一格的独特经验。这些经验是李老多年来潜心研究的心血结晶，填补了中医学的一些空白，是中医界的一大幸事。

　　多年来，大江南北，长城内外，不远千里来北国求李老医病者络绎不绝。老教授为他们医去了沉疴痼疾，治愈了顽疾恶候。同道们对李老的高超医术由衷钦佩。"北国药王""观舌识病大师"，这些称号广为传颂，成为李玉奇教授的美号。

　　近年来李老首创的萎缩性胃炎"以痈论治"理论颇受赞同。"胃福冲剂""阻癌冲剂"成为广大患者的抢手之药。郭恩绵教授负笈从师，心慕手追，大处落墨，编撰《银州医论》，虽然文字不多，但内容新颖，实为古今方书未载、历代医家未论的、独特的银州经验。全文体现了李老：论药则阐明药性真谛，辨证则究明其病机真髓，制方则平中求奇，观舌则创造出"李氏舌象"。凡此种种丰富了中医学理论，为光大岐黄之术，作出了巨大贡献。《银州医论》是一本既能提高学术理论水平，又能指导临床医疗的好书。

原辽宁中医学院院长　刘忠德

注：零金碎玉，终成大器。薪火相传，赓续岐黄。此原为内刊，分享同道。幸得师长青眼，亲笔为序。拳拳挚诚，殷殷织喜，今再付梓，仍存旧貌。以此铭记，不忘来路。心怀苍生，不惧险途。

吕　序

辽宁中医学院（现辽宁中医药大学）创建之初，各地中医师不远千山，齐聚沈城，其间不乏闻名远近的大家，一时"南广州，北辽宁"名号广为传誉。先生李玉奇，不仅身负才学，拔萃于众医师，且于建院之事，有奔走谋划、布局管理之功。而今斯人已去，但岳峙渊渟，仁心仁术，恍惚昨日。李老乃辽北银州城人，早年先后拜师当地名医明星垣、丁乙青、姜弼臣，躬耕杏林，精勤不倦，未及而立，医名即显，时称"银州李"，又拜前清秀才赵炳如学习古典文学、著名书法大家陈秉初舞毫习墨，可谓才气超然。

李老深谙经典，学涉各家，功善内科，守正创新。开萎缩性胃炎"以痈论治"之先河，破萎缩性胃炎不可逆转之成见，立"观舌识病"新法门，创杂病辨治新思路，临证精诚，活人无数，各地追随求医者，络绎不绝。其后获首届国医大师殊荣，实乃众望所归，实至名归。

郭恩绵教授早年拜师于李老门下，临证及治学多有李老遗风，后沉心于肾病诊疗，开创辽宁中医肾病虚劳水气病学术流派先河，立"治浊四法"治疗慢性肾衰，组方"降氮煎剂"广施临床。本书即为郭老跟师李老时，整理、总结其医论、手稿验方及杂症治验等，编撰而成。其书篇幅虽短，却文辞凝练，精悍而全，涵盖方药、舌诊、杂病、医案、养生等诸般，新论迭出，珠玑遍布，体现了李玉奇和郭恩绵教授两代中医大师的的学术经验及思想，学术价值颇高。

古人谓"立德""立功""立言"，三不朽矣。医非小道，若精诚济世，著书利人，亦成不朽也。近年来，我校及附属医院，为承新先辈理法，诩成不朽之事，用功于名老中医学术经验之整理，循序编撰，以传医道，启发后学。"将升岱岳，非径奚为？欲诣扶桑，无舟莫适。"本书助有志者一步之力、一桨之功，而欲登中医之巅、欲达岐黄彼岸，所以依凭者，愚以为大抵有三：一曰志，人各有志，并无高低之论，若欲有得于岐黄，必先立大医之志，立志乃修身修业之本，志向明确，则行止有度，取舍相宜。二曰恒，古往今来，成大事者必有恒。医路漫漫，道阻且长，若受阻则馁，见难而退，必囿而不行。当造次必于医，颠沛必于医，动心忍性，增益其所不能。又业医者，聪明者常有，其心逐物而动，因利而变，患得患失，则见异思迁，心无所住，亦难大成，此聪明反被聪明误矣。另有医之偏才，学思异常，才情别具，或不谙世事，恃才傲物，其功成之前，栋梁与朽木实难辨也，而当事之人，应以万夫莫开之勇，忍不遇之屈，容嘲讽之辱，笃定初心，坚持用力，直至功成。三曰法，中医博大精深，著述汗牛充栋，学说莫衷一是，人生有涯，而知无涯，故学习次第及何处用功需结合自身实际推敲慎择，不可盲目使力，宁失其全，勿失其真。若确有余力，当学经典以立其本，做临床以证其真，跟名师以承其验，读百家以悟其新，而后精研一域，补岐黄纰漏，开新法先河。

余观书有感，拙见斯语以为序，冀早日付梓，敬请批评指正。

辽宁中医药大学党委书记　吕晓东
甲辰年二月

自　序

全国著名中医专家，辽宁中医学院（现辽宁中医药大学）名誉院长，原辽宁中医学院附属医院院长，教授，主任医师李玉奇，字银州，自幼于辽宁省铁岭市（古称银州）从高师明星垣学医，颇得真传。时方年少，疗疾祛病便闻名乡里，有"银州李"之称，深受患者爱戴。为攀医学高峰，老师渔猎群书，直窥医学渊海。未及而立之年，文则读完"五经"，医则阅毕《黄帝内经》《神农本草经》和金元四家之著。虽此仍不以为足，对杏林百家之书，似饥若渴，如啖蔗饴，潜心着力十数载，所读之书可谓汗牛充栋。组方似仲景，疗疾若扁鹊，被誉为"北国药王"。观舌识病之研究亦取得创造性成果，被列为辽沈"一绝"。

在国内外医学界，首先倡导萎缩性胃炎以"痈"论治之理得到同仁的普遍赞同。创立了"胃福冲剂""阻癌冲剂"，疗效可靠，为萎缩性胃炎患者送来福音。在斯里兰卡国际医学会议上，是第一位获得会议医学博士的中国人，为炎黄子孙大增光彩。

为造福人类，我的老师李玉奇教授，老骥伏枥，潜心研究胃癌前疾病——萎缩性胃炎的治疗。这项研究被列为"八五"攻关重点科研课题。本人于人民大会堂拜师后侍师学习，在学习过程中发现，老师对沉疴痼疾、顽疾恶候的辨证分析，立论新颖，与古今中医专家均有所异，给我以新论之感，如"萎缩性胃炎以痈论治""肾病多实，当下即下，勿须多虑""男子脱发之治当清阳明之热，润阳明之燥"……凡此种种不一而足。本人深感老师立论新颖，制方新奇，用于临床又屡收卓效，如雨露滋润杏林，丰富医理。因此，本人将这些编撰成书，以期光大岐黄之术，丰富后人之学。江山代有才人出，各领风骚数百年，相信在老一辈专家的启迪和哺育下，中医药事业必将步入一个崭新的阶段。

　　本书是基于老师对药、证、理法、方药及观舌识病的论述编撰而成，不是中医学理论的简单重复叙述，一切着眼于一个"新"字。此外，书中"师曰"内容为李老学术思想的集中体现，"领悟"为本人跟师学习及临床所得。但由于本人水平有限，对老师的许多新论，有挂一漏万、记录谬误的可能，请广大读者批评指正，以便再版时修正。

郭恩绵

2024 年 2 月

目 录

第一章 论方药

师曰： 良医必深究药性，握其真谛，临床治病才能药选精湛之味，组成至妙之方，获收奇异之效。用药宛若排兵布阵，攻克城池，欲收攻无不克、战无不胜之绩，必深明将士兵卒之能，方能用之得当。推之可进，呼之即回，破城陷敌在掌握之中。庸医则不深究药性，或者只知药性之一，不知其二；或者苟尊古训；或者拘泥古方，势必因古今异轨，运气不齐，而致药未能祛邪，方未达病所。故而难以取效。所以良医必深究药性，把握功效，明了主治，方能使其用药得心应手。

领悟： 药有寒热温平，功能有一二三四，功效相近之药，何止一味。不同药物的各种功效又有相同之处，故而欲选出治病祛邪的最佳药物并非易事。如三棱、莪术，其作用一是活血化瘀，治疗癥瘕积聚；二是行气止痛，治疗食积气滞之脘腹胀痛。然而三棱、莪术治疗食积气滞之脘腹胀痛的功能，罕为医家选用，但是李老却惯用三棱、莪术治疗脘腹胀痛，为治疗萎缩性胃炎的首选之药，取得理想疗效。还有一些药物的最佳功效和主治，方书尚未记载，若想知道这些，则要求医生必须苦心钻研，才能有所发现，才能在疗疾祛病组方过程中，组成至妙之方，获收奇异之效。因此，深究药性，实为医生组方的关键一环。李老说："读神农之经重尝百草，组仲师之论格外生方。"这将永远是我的座右铭，只有这样才能形成自己的风格。

师曰： 寒热并用之方，甘苦合施之剂，至微至妙，多收奇效，尔

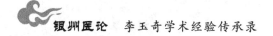

等必当深入研究，以明其微妙，握其真谛，随机运用。

领悟： 治病之方、药之寒热乃据病之寒热而选。而同一方中，寒药热药并用，有时令人费解，孰不知寒热之气虽异，共为一方，异气同行，旨在寒热并治，阴阳双调，共奏功效。亦因临证之中，多数病例寒热错杂相兼，唯程度不同而已，或热多寒少，或热少寒多，或寒热相当。故治病之方，寒热并用可收阴阳双调之功、双向调节之力。即便是纯寒纯热之证，若药性一派温热或是一派寒凉，也有导致机体不受或矫枉过正之弊。相反寒热并用，或以某药之小寒制方之过热，或以某药之小热制方之大寒，以防寒热偏盛、过激，收双向调节之功。

然而寒热并用之治，必晓病证寒热之孰重孰轻，病家气血阴阳之盛衰。恰当匹配寒热药物比例，令组方既针对病因病机关键，又符合疾病属性及其演变规律，才能组成至微至妙之方，才能正确理解老师的教导。此等组方用药之玄妙，非一日之功可得，必须持之以恒，不断学习研究，方可获得组方理论之真谛。

师曰： 治顽痰，收显效，非只烈性大毒之品可为；药性平和、无毒之味亦能收功。临证若能斟酌相伍为用，其效更彰。

领悟： 顽症恶疾，邪之气盛，病位潜深，病势险危。一般认为平和无毒之品药力浅薄，难达病所，难胜邪气，故病难愈。孰不知凡病此顽症恶疾之人，正气已虚或虚甚，实不耐大毒烈性之药，即使方中加入参、芪、归、胶、河车之类峻补之品，也只能是在理论上攻补兼施，扶正祛邪，达不到扶正兼祛邪的真正目的。若已虚之气、已亏之血再受烈药所伤，机体有何力量斡旋药物以驱邪？治疗痼疾大证必缓图其功。投以药性平和无毒之味，缓消邪势，暗扶其正，实为至微至妙之法。李老临床一贯慎用剧毒之品，然而屡收满意疗效，吾辈必当潜心学习，切勿妄为。大毒性烈力宏之药，必在正盛体强邪实之时，方可斟酌使用。《素问》云："大毒治病，十去其六；常毒治病，十去其七；小毒治病，十去其八；无毒治病，十去其九。"此为用药之明鉴。

师曰：用药组方力求构成最佳选择，令组方药专力宏。故此，医生对每味药物，必须全知其性，详知其功。不但要知某药世人皆晓之功，而且还要知晓世医不晓或少知的功效。往往就是世医不知或少知的功能，确是这药治疗某病证特有功能，可以出奇制胜，收获立竿见影之效。如苦参、金钱草，世医分别选其治疗疮肿和石淋之证，然而我常选其治疗热证水肿，效果满意。因此无论何人，对《神农本草经》都必须反复温习。

领悟：一般医生阅读资料，观看处方，一见用药平平，均为普通常用之药，缺少力峻之品，便以为这张处方无可取之处，随手弃之。哪里知晓所弃方剂中寓有奇妙的配伍法度、精湛的剂量比例。因此学习前辈处方时，必须仔细推敲，才能悟出其中奥妙所在。正如李老常以干姜配黄连、附子配黄连，在不同的病证中两种药物的剂量变化很大，而变化恰到好处，因而疗效卓著。再如李老说败酱草的最低有效剂量是25g，射干、威灵仙合用治疗食道疾患，威灵仙用量常常在40g以上。因此学习处方组合之玄机，不仅在于药物的种类，还要着重学习药物的剂量和配伍。仲景三承气汤，药物组合之妙、剂量变化之绝，

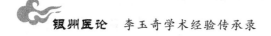

是我们选药组方的最好模式。

师曰：白及、白蔹，同入一方，治疗胃炎，托里护膜，功效奇妙。妙在何处？初学者只知二药入胃形成屏障，粘附黏膜表面，但不知二药作用之理。因而学无收获。

领悟：白及、白蔹，同为解毒消肿、敛疮生肌之药。胃炎一证，详析病机，可归于痈肿疮疡之类。而白及、白蔹两药既可内服又可外用。胃炎患者用内服，一可发挥解毒消痈之力，二可与胃中病灶直接接触，奏外治敛疮生肌之功。况且白蔹解毒托里，从内向外；白及固表护膜，从外向内。二药同用，内外合治，功效岂能不著，此即两药联合玄机所在。另外，据现代研究发现，胃炎有从肌层向黏膜发病者，有从黏膜向肌层发病者。白蔹善治前者，白及善医后者，因此，不论先发位置，二药同用实为治疗胃炎至佳之法。

师曰：枳实、枳壳、青皮为同类药物，不宜在同一方剂中出现，不宜用其治疗冠心病。因为临床发现三味中药同用常能诱发心律失常而出现结、代之脉，致生险候。故此尔等务当牢记。

领悟：李老的这条经验得来不易，在临床医疗实践中，若不详察脉证，不深究药性是体会不到的。因此我们在临床医疗过程中，必须学习李老这种仔细认真的工作态度，在实践中提高、充实、完善、更新自己的医学理论。在药物的渊海中既然有能引起心律失常的药物，也就可能存在治疗心律失常的药物。李老在治疗心律失常的疾患中，总是首选苦参、淫羊藿为君药。实践证明，这两味中药对一些心律失常患者确有较好疗效。因此，进一步深入研究摸索，一定能筛选出有确切疗效的治疗心律失常的中药。

师曰： 古今方书中，常常可见两味药效相近的中药偶联成对出现在一个方中，如苍术、黄柏，五灵脂、生蒲黄，三棱、莪术，桃仁、红花，羌活、独活，乳香、没药，当归、川芎等。这些药物两两相伍入方奥妙无穷，药效非常。我在临床中，也自组许多成对药物，但在应用时有分有合，有时两药成对入方，有时一味独行。是分是合，必据证之异同、两药功力之差异，灵活变通应用。该分则分，该合必合。如白豆蔻、红豆蔻，威灵仙、射干，百合、蚕砂，丹参、豆豉，高良姜、黄连，威灵仙、防己，黄连、马齿苋，苦参、水红花籽，苦参、淫羊藿，附子、黄连等。临床中我常将上述对药入一方之中，实感得心应手。在50余年临床生涯中，尊古医家配药之旨意，治疗咽喉疾患肿痛、噎塞以威灵仙、射干合用，收到理想效果。因射干疗咽痹，解毒散结，专治咽喉肿痛。再取威灵仙治梗喉之用入方，与其他药物协同治咽喉不利，或肿或痛，以及梅核气等，功效卓著。治疗胃病兼后背疼痛者，又取威灵仙与防己合用，屡用屡效。胆汁反流性胃炎、胃脘灼热疼痛者，以黄连、马齿苋联成对药组方，清胃热、祛灼热，药后症状明显缓解。马齿苋在此功效不可低估，我体会到一钱马齿苋能顶五钱乌梅。若胃脘不舒，或疼或胀，难言其状，莫名所苦者用百合、蚕砂配对入方；食少纳呆则用苦参、水红花籽；胸痹、心悸、脉结代

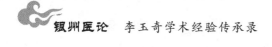

（心律失常）则用大剂量苦参、淫羊藿；脾胃虚寒，胃痛遇凉尤甚用干姜、黄连，或附子、黄连配对入方。凡此种种，均可收预期效果。望尔等仔细研讨，探明真正机理，光大岐黄之术。

领悟：两药组合成对在古方中屡见不鲜，如苍术、黄柏名曰"二妙"，清热燥湿，治疗湿热之邪相搏着于下肢的痹证；湿热不攘，筋脉弛缓的痿证及湿热带下等。黄柏苦寒清热兼燥湿，苍术健脾燥湿，二药相合湿去热清，故湿热之邪为患诸疾，药后得解。其他诸如乳香、没药，红花、桃仁，五灵脂、生蒲黄，三棱、莪术等配对入方，看似习惯用法，其实内涵玄机。古人用对药或取两药功效相助，或意在两药药性相利，或求方剂滋补而不腻，或旨在降低方药辛燥之性。老师自创配对药物亦有此意。

1. 高良姜、黄连

治疗胃寒用高良姜，为防其辛热太过损伤真阴，故佐用适量黄连，形成高良姜、黄连为对。高良姜祛寒，黄连坚阴，阴存饲胃，寒去阳复，胃病自然得解。李老临证，凡胃寒之治，必用此二药为对入方，屡获良效。

2. 淫羊藿、苦参

心阳虚怯，脉来或结或代，壮心阳，李老选淫羊藿，取补肾阳以壮心阳之意。再用苦参清心除热，制约淫羊藿，防其辛温太过。现代研究证实，苦参、淫羊藿有抗心律失常之功，可见李老自创苦参、淫羊藿为对，治疗脉来结代之心律失常，寓意幽深。不但谨遵中医学药性之机理，又符合现代研究发现，可谓至佳配伍。

3. 白及、白蔹

白及、白蔹为伍，治疗慢性胃炎，配合非常巧妙，独得天工，两药均有解毒消痈、敛疮生肌之功，又具有奇妙的托里护膜之力。疗效颇著。前文已述，此不赘叙。

4. 白豆蔻、红豆蔻

白豆蔻、红豆蔻联手成对入方，治疗胃腑疾患，功效相资，药力相助，共奏温胃散寒、行滞消胀之效。二药均善治胃酸过盛，对吞酸反胃有良好效果，既有乌贼骨、煅瓦楞的抗酸之力，又无乌贼骨、煅瓦楞助热伤阴之弊。并且乌贼骨、煅瓦楞功效狭窄，以治酸为主。白豆蔻、红豆蔻二药功效较多，且皆益于祛除胃腑诸症。

5. 丹参、豆豉

李老治胃腑疾病时，也常把丹参、豆豉组成药对，合并入方。其中之奥妙，非一言能尽。胃病种种见症迥异，但均有腐化水谷饮食之力减退的表现。豆豉为大豆发酵之品，配补血活血之丹参，则腐化水谷饮食的作用胜于麦芽数倍；借助丹参补血活血，则化瘀止痛之力又胜于焦三仙数倍。两药相合治疗胃疾，实是一对妙联。

6. 黄连、马齿苋

黄连清热燥湿、泻火解毒，善治痈肿疮疡。马齿苋解毒凉血，亦为疮疡肿毒常用之药。胃炎乃疮疡之类，胆汁反流性胃炎为胃炎中症状较重者。病家常感胃脘灼热而痛，疼痛较剧，难以忍受，舌赤少苔多属热证。黄连、马齿苋两药均为寒性，清热力强，解毒效佳，二药联合入方，既清胃中热邪，又解胃疮之毒，故药后病家症状多迅速缓解。胃疮亦自然渐渐向愈。现代研究证实，胆汁为碱性液体，马齿苋

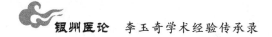

为酸性之药，酸碱中和大减胆汁伤胃之力。李老常说：一钱马齿苋等于五钱乌梅。因此，可见黄连、马齿苋两药配合，为治疗胆汁反流性胃炎的要药。

7. 百合、蚕沙

李老治疗胃腑之病，常以百合、蚕沙相伍，同入方中。凡病人自述胃脘似痛非痛，似胀非胀，似饥非饥，莫明所苦时，选药组方必有百合、蚕沙。复习本草及各家方书方知李老之意，乃借百合清心、除烦、安神之力，助蚕沙和胃化浊之功，在方中其他药物的协力下，共解患者胃脘似痛非痛、似胀非胀、似饥非饥等莫明之苦。仲景《金匮要略》治"百合病"即以百合为主药，立百合地黄汤为主方。

上述胃脘莫明所苦之疾，详究病机，为湿浊阻遏中焦，困于脾胃，脾升胃降之功失职，中焦气滞，复因湿浊化热，上扰心神而致。百合加蚕沙除湿化浊、清心除烦，恰对病机，病证焉能不解。故百合、蚕沙相伍实为上手。我们在临床实践中，凡遇患者来治胃病，不能清楚言明其所苦，是胀还是痛，是憋闷还是堵塞难言，便效法老师取百合、蚕沙入于方中，十之八九能取得良好疗效，患者反映药后脘腹不舒之感明显减轻，心情也较前舒畅。老师的诸多经验中，此条经验，我们在临床应用最多，可谓是屡验屡效。

师曰： 顽疾重症之治必须精心临证，仔细揣摩，详细观察用药后症情之变，反复筛选，方能推出精良之方。临床医疗经验，即使是点滴体会，若不是潜心深究也实难获得。尤其是现今一些病证，古医家方书未曾记载，亦无直接对应的治法方剂。如心律失常一证，吾常以防己、苦参、淫羊藿为君药组方；治疗食道诸疾所致的噎膈之证，以三棱、莪术、马齿苋、威灵仙为主药；风湿性心脏病所致的心悸、气短、口唇青紫、下肢浮肿，以防己、黄芪、首乌藤为主药组方，以上种种危重之证，按首选药物为君，酌情组合其他针对病因病机之药成方，屡获预期疗效。望尔等今后务必细心揣度脉证，明察秋毫之变，探明玄妙，总结经验，有所前进。

领悟：老师一贯力荐医生要深研药物之功能，反复探讨药物之最佳组合，才能自立良法，自创良方。详细分析老师以上几组方药之组合，实为最佳组合。

风湿性心脏病伴心力衰竭，选防己、黄芪、首乌藤为君药组方。黄芪益气助阳，补心气之不足；防己利尿退肿，助黄芪补心之力；首乌藤养心安神，制心神之不安，解怔忡之证。三味药物组合，既符合西医学治疗心衰之规则，又符合中医学理论，至微至妙，非一言能尽。

师曰：经验可以是块大玉，亦可以是零金碎玉。大玉诚然可贵，碎玉也可熔成大器，医道更是由此，积累是重要一环。吾的几对药赋，虽然内容不多，但却是研究所得，可供尔等参考。如能背诵下来，对临床选药组方十分有益。

胃炎黏膜出血当首选地榆、槐花，

食道疾患噎膈宜先取三棱、莪术。

一钱马齿苋添胃酸能顶五钱乌梅果，

一味苦参根治瘿瘤近于五海消瘿丸。

疗腰痛莫忘行气，

医肢疼须思活血。

要治脱发须先清阳明胃腑之热，

欲医消渴当先治口渴而后治饿。

胃黏膜水肿薏米最好，脱垂用白蔹。

胃腑酸多诸蔻皆佳，酸少取五味。

食多胀用砂仁，

气多胀用白豉。

檀香清膻中，全腹胀闷用荜澄茄。

降香疏两胁，上下憋闷选广木香。

胃痛寒热错杂必资良姜、黄连，

胃腑莫明所苦须添百合、蚕砂。

三棱、莪术、威灵仙，食道憩室圣药。

防己、黄芪、首乌藤，风湿心病良方。

领悟：几对药赋，是李老多年临床经验并精心加工而成。如第一赋，胃炎黏膜出血属疮疡损伤较深，损及经络，络伤血溢而出血。治疗既要解毒又要止血，而地榆恰有清热解毒、凉血止血之功，槐花凉血止血。现代研究发现，槐花能改善毛细血管脆性，缓解出血。胃黏膜出血用这两味药物，可称为独得天工。噎膈属顽疾恶证，轻者为痰气交阻，重则为瘀血内结。三棱、莪术既破气又化瘀，郁气得散，瘀血得疏则病证自除，用来治疗噎膈可谓恰到好处。再结合方中其他药物的作用，可使噎膈之治收获奇效。现代研究证实，三棱、莪术破结抗癌，对多种恶性疾病均有不同程度的疗效，噎膈恶性者，用此二药也较为妥当。至于食道良性疾患所引起的噎膈，更易为此二药所除。妙哉，妙哉。

再如药赋第四条，要治脱发先清阳明之热，欲医消渴当先治渴后治饿。此赋涵义幽远，发为血之余，发赖血养，阳明热盛，耗血伤津，而致血枯、血燥，发失血养而自脱。所以脱发之治当先清阳明之热，又因阳明胃腑为水谷之海，化生气血，倘若阳明热盛，功能失职，气血生化不足，亦可致毛发失于气血滋荣而自脱。所以脱发之治，当先清阳明之热。否则即使投以大剂量首乌、当归、女贞子之类补血填精、乌须黑发之品，也只能是扬汤止沸。若阳明邪热不除，则血枯、血燥难解，脾胃生化气血之功难复，脱发难愈。

消渴之证，病机核心乃阴虚燥热。阴虚则津亏，津液不足则不能上承于口，故渴；热盛杀谷则饿；燥热不除，势必渴、饿不消。治渴之法为清热滋阴，其治恰对病机——阴虚燥热。热清阴复则渴自解，

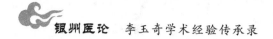

饿亦会随之而除。既或胃热不能尽除，再投清阳明胃热之方，胃热既清，杀谷之症也必除。因此，先治渴后治饿，是寓以治消渴主要病因病机之意，这是本条药赋妙处所在。其余各赋亦是如此，仔细推敲后而必豁然。

师曰：仲景立方，法度严谨。五首泻心汤方，寒热并用，补泻兼施。五方均为治疗伤寒误下致痞所设。剖析五方本是变通应用黄芩、黄连两味药物，随证加减人参、半夏、生姜、甘草而成五首方剂。吾引来用于治疗胃腑诸疾，疗效颇著，欣慰之际深感经方组合之妙，若能深解五首泻心汤方之旨，则学者亦能制成至妙之方。"胃脘痛"（为李老以内痈命名胃脘疾患的病证之一）寒热错杂者，常以下方治之，其意乃遵仲景组方之理，反复筛选组合药物而成之方：百合、蚕沙、射干、黄连、连翘、红豆蔻、丹参、豆豉、水红花籽、莱菔子。

领悟：学习仲景立方之法，是我等制方学习的根本，三承气汤的微妙之处、两柴胡汤的玄机所在、四逆白虎的组成之绝，均需我们反复推敲，方能真正理解经方力专效宏之理。老师用百合、蚕沙治胃中嘈杂，莫明所苦。黄连、连翘清胃热、散热结，以治疗疼痛。红豆蔻、莱菔子行气消胀，疗脘腹之痞胀。丹参、豆豉、水红花籽健胃醒脾，以治食少纳呆。诸药合为一方，内蕴寒热并用、补泻兼施之法。因而临床之时，此证患者屡屡受益。为强记此方，根据李老所用之药，编以歌诀。

胃痈病机寒热兼，百合蚕沙连射干。

没药莱菔水红籽，红蔻连翘豆豉丹。

胃中嘈杂难明状，纳呆脘痞立可痊。

第二章 论 舌

中医学望诊中，舌诊的内容非常丰富，也是非常重要的。它是中医诊病的重要手段之一。尤其是在一些疾病的关键时期，舌诊是辨证论治的主要根据。正如《临症验舌法》一书中指出："危急疑难之顷，往往证无可参，脉无可按，而惟以舌为凭；妇女幼稚之病，往往闻之无息，问之无声，而惟有舌可验。"这可以看出舌诊在中医学四诊中的重要地位。李老在50余年的临床工作中，潜心研究舌象，功夫不负有心人，终使李老在舌诊方面有所发现、有所创造，丰富了中医舌诊的内容，取得了观舌识病的重大进展，被称为"沈阳一绝"。我在侍师学习中受到很大的启发，进一步认识到舌诊的重要性和丰富内涵。因此，我们一定要把老师观舌识病的独特学术经验学到手。

师曰： 舌候脏腑之病，经络气血之疾。历代医家早有名训。吾以为舌乃心之苗窍，脾之外候，脾胃又相互表里，故心、脾、胃、肠之病，舌的变化理当最为显著。鉴于此意，我在研治胃病之时，着重观察舌的变化特点，几十年潜心执着的研究，发现了各种胃病相关的舌体、舌形、舌质、舌态、舌苔的变化特点和规律性。据此特点和规律，对胃腑各种疾病进行诊断，符合胃镜检查者十之八九。这可以使舌诊的内容更加丰富，舌诊的诊断地位进一步提高。

一、观舌先看舌形

舌体之形，肥瘦长短，人各不同，各形过极均为病态。

1. 板状舌

舌体平直宛如木板，伸缩自如，舌尖椭圆，系脾胃虚弱之象。浅表性胃炎、萎缩性胃炎多见此种舌体。

2. 香蕉舌

舌体圆细而长，状若香蕉，舌尖尖而根粗，体窄而厚，舌体伸出向下微弯，形若香蕉。舌体表面不平，附着颗粒状物，如谷粒撒于舌面。此种舌体为中重度萎缩性胃炎，乃脾气大伤、胃阴耗损之象。一般多示疾病仍在进展中。

3. 胖鱼舌

胖鱼舌临床多见，舌体宽大肥厚，膨胀满口，其状愚笨。其病机为湿浊内蕴，日久化热，湿热郁蒸伤阴，气阴两虚。十二指肠溃疡活动期、萎缩性胃炎进展期常见此舌。

4. 锯齿舌体

舌体胖大满口，边有齿痕，齿形清晰。此种舌体为气阴两虚，内有虚火所致。糜烂性胃炎、溃疡病、疣状胃炎、胃黏膜脱垂等疾患常见此舌。

二、查舌重在舌质，望舌先辨其色

1. 红绛亮带舌

舌红绛兼紫，舌体两边颜色稍浅，表面有津液敷布，望之反光，故称其亮带，亮带界限分明，此舌为瘀血结积之征，是重度萎缩性胃炎的舌象。胃腑其他疾患少见此舌。

2. 无苔猪肾舌

舌深紫，全舌无苔，舌面有津液敷布，光滑如镜，状若猪肾切面。舌之根、神俱无或有舌痛，或感灼热，此为瘀血明显征。此种舌象，示胃病深重，或是萎缩性胃炎的进展期、胃癌或癌前病变。

3. 萎缩舌

舌面不平，充盈不足或皱褶或有小坑。此类舌也是萎缩性胃炎的外候。

4. 裂纹舌

舌面中间有纵断裂，形成小沟，舌质颜色紫绛或淡紫色，此为胃深部溃疡的征象。

5. 粟粒红舌

此种舌体，舌尖部约占伸出部分的1/5，红赤无苔，表面铺有细砂状粟粒，此种舌象常为十二指肠球炎或十二指肠溃疡的外候。

6. 花瓣舌

花瓣舌的舌面纵横断裂，舌面形成近方块样突起，酷似花瓣平铺舌面，状若龟背之纹，其色赤红，有的上敷薄白苔。此舌临床少见，其意义有二：一是肿瘤中晚期病人，病势深重之候；二是先天遗传，是生来就有的一种舌体，查无病证，是一种遗传性舌质。

三、舌苔

1. 晚秋老云苔

苔厚如晚秋老云，色白而腻，深层透以黄褐之色，层次不清，舌

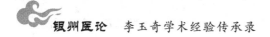

体偏瘦，舌尖紫红。此种舌苔乃脾胃气败，阳气欲竭，阴液将涸，为早期胃癌或癌前病变的舌象。

2. 斑块剥脱苔

此种舌苔，苔白或微黄，成块剥脱，界限分明，亦可称剥脱苔，若胃病日久见此舌苔，候病势较重或将欲癌变。

领悟： 李老对诊舌识病的论述系统而深入，是前人未论、方书未载的理论，李老说：这只是对胃腑疾病的观舌诊断，至于其他各系统的疾病如何能寻找出类似理论或经验，非为易事，我等要仔细研究。老师观舌识病准确率之所以很高，在于老师观舌，把舌形、舌体、舌质、舌苔、舌色的特点综合起来，全面分析后诊断疾病和判断病程。因为舌的某项特征不是孤立存在的，舌苔是脾胃之气熏蒸所致，是胃气盛衰的明征。舌质候胃，应淡润红活，舌神充沛。因此，舌红绛、暗紫、紫绛、淡白都是病在本腑，故而可以说舌质愈红愈无苔，病势发展愈快，病情愈险恶，这是萎缩性胃炎进展、恶化的关键征象。若能把舌的体、形、质、苔综合分析，就能正确诊断疾病。舌苔在胃病中判断病势浅深方面有重要意义。舌苔薄白，状若白纱覆盖，表明胃腑无病，若有病亦是病势尚浅，多在气分。无苔病势较深，多在血分。在疾病过程中，有苔变无苔则病在进展；无苔变有苔，且苔薄如纱为疾病向愈。舌面愈光滑、无苔，病情愈重，乃胃气欲绝、阴阳互不维系所致。

萎缩性胃炎，无苔者十之八九，故以说明该病危重，病在血分不在气分。

老师观舌识病取得突破性进展，观舌识病的独道经验，更加说明中医学是一个伟大的宝库。舌为心之苗，脾之外候，苔乃胃气所化，熏蒸所生，故而心、脾、胃、肠之疾患最易在舌之形、体、苔、色变化表现出来。李老据此把胃疾舌之变化规律揭开新的一页。那么据《黄帝内经》"舌乃心之苗"之理，能否把心脏疾病舌的变化规律揭开新的一页，实为吾辈之责任。

第三章　论病之治

一、萎缩性胃炎

师曰： 萎缩性胃炎为胃病重症。脾胃气衰，营血亏虚为主要病因病机。病人形体消瘦、面色晦垢无华、精神萎靡、体倦乏力、胃痛隐隐、胀闷不适、口燥咽干、食少纳呆、舌绛无苔、脉多沉弦为其主症。其证有三：

1. 虚寒证

胃痛隐隐，喜温畏寒，若食生冷胃痛加重，大便稀或溏，舌淡紫，脉沉细。

治宜温补脾胃，祛寒止痛。宜黄芪、桂枝、草豆蔻、白豆蔻、高良姜、黄连、扁豆、砂仁、山药、厚朴、莱菔子、没药、延胡索等药加减组方治之。若病程日久或过服温热之药，或因气郁化热转成虚寒化热者，可见口苦、口干、大便干而不秘，对冷热食物无明显感觉者为虚寒化热证，可酌加黄连之量，再加苦参、败酱草、马齿苋、乌梅等，不用高良姜、桂枝、莱菔子等。

2. 郁热证

胃脘灼热疼痛，食凉较舒，大便干燥或秘结，口干口苦，舌红绛，苔黄或黄腻，脉沉而数。

治宜清热和胃，滋阴通便。宜选柴胡、川楝子、黄连、苦参、胡黄连、百合、蚕沙、射干、鱼腥草、大黄、郁李仁、丹参、连翘、薏苡仁等加减组方治之。

3. 瘀血证

胃脘痛，痛势较剧，或如锥刺，或如撕裂，入夜加重，形体消瘦，大便色黑，面色晦暗无华，舌紫绛无苔，或边有亮带，或舌如猪肾，脉沉细或脉涩。

治宜活血化瘀，补气益脾，解毒凉血。宜选三棱、莪术、姜黄、桃仁、当归、丹参、生蒲黄、五灵脂、人参、扁豆、山药、鹿角霜、马齿苋、白花蛇舌草、黄药子、炙刺猬皮、神曲、麦芽、羊角粉等加减组方治之。若胃镜病理见肠上皮化生或不典型增生者，必须严密诊查，阻截癌变。

萎缩性胃炎，以上三证可单独出现亦可夹杂相兼，故临床时必须仔细认真审查脉证，详析病理，谨握病机方能正确施治。

本病主症明显，伴发症状繁多。临床治疗主症自然是必治，然而某些伴发症状往往是消削正气、耗伤气血的重要因素，所以万万不可忽视，必须把握重点，随症治之。时时顾护正气，方为万全之治。常见兼证如下。

（1）呃逆者，可酌加柿蒂、威灵仙、三棱、莪术、枇杷叶等二三味，伍入方中，以图降逆止呕之效。

（2）呕吐者，可择半夏、黄连、竹茹等药加入方中，以增疗效。

（3）便秘或大便干结者，可加大黄、郁李仁、蒲公英等药治之。

（4）大便稀溏或泄泻者，可选白术、党参、莲肉、诃子、山药伍入方中，以图其治。

（5）噎膈梗塞时，必须审慎，除外肿瘤者，可选莪术、威灵仙、昆布、青皮、桃仁等二三味入方治之。

（6）胃黏膜水肿者，加薏苡仁、生蒲黄入方；胃黏膜出血者，加槐花、生地榆、马齿苋、白及、白蔹，功效卓著。

（7）胃脘痞满，可遵仲景五泻心汤方义，变通取其应用。

领悟：萎缩性胃炎是以胃黏膜腺体减少或缺无为主要病理表现的一种黏膜炎症。究其病机，中医认为是胃失于气、血、精、津滋荣所致。气、血、精、津不足之因，一是气、血、精、津为邪热所耗而不足，二是气、血、精、津生化乏源而致不足。致使胃产生萎缩性胃炎之邪热，缘由很多，情志不遂、肝郁化热、嗜酒喜辛等滋生内热。精血、津液源于脾胃，脾胃虚弱，功能不足，生化无权，气、血、精、津亏虚。脾胃因何虚弱，原因复杂，诸如贪凉饮冷、饥饱失宜、劳倦太过、久思不解等均可伤及脾胃，导致脾胃阳气虚弱，虚寒内生，化源不足，气、血、精、津亏虚。

综上所述，中焦邪热，脾胃阳虚均可导致气、血、精、津亏虚，胃失滋荣而成萎缩性胃炎。此证与万物失于雨露滋荣而萎近同。故而可以说，中焦邪热、脾胃虚寒是萎缩性胃炎之根。由此演绎变化，形成热郁或寒郁，进而变生血瘀而成萎缩性胃炎。由此可知，萎缩性胃炎临床有郁热、虚寒、瘀血三大证。

针对以上三证之治，疏郁清热、温中祛寒、活血化瘀为治疗萎缩性胃炎三大法则。在此法则之下，欲选出精良之药，组成效宏之方，也并非易为之举。李老在治此顽疾时，选药别具一格，其选用之药多为世医治胃疾少用或不用之味，特别是李老善于寒热并用，变通活用仲景泻心汤方之旨，巧妙用黄连、黄芩、大黄，并随机加用解毒抗癌中药，故而屡获桴鼓之效。我等随师不但要学其方，更要学其法。若能举一反三，触类旁通，方能学得李老经验真髓，才能谓得李老真传。

二、反流性胃炎

师曰: 胆汁反流性胃炎,是萎缩性胃炎的成因之一。患者胃脘灼热而痛,咽干口苦,饭前疼痛,饭后呃逆,冷热食物均感不适。中医辨证分析为热毒灼伤胃腑所致。故而清热解毒为本证首选治法。黄连、苦参、马齿苋、乌梅为必选之药。据证再投入当归、白芍、白术、莲肉、黄芪、木香、莱菔子等以健脾益胃,脾胃气壮,和降得施,胆汁反流可解。

领悟: 胆汁反流性胃炎多因十二指肠蠕动亢进,幽门弛缓,胆汁反流入胃所致。此证之治尚无常法。李老所创之方(黄连、苦参、马齿苋等)以清热解毒为主要功效,随证加其他药物,屡获奇效,何也? 此病之发,中医学的病理机制为胆汁疏泄失常,逆行入胃所致。

肝性疏泄,胆汁下行入肠为顺,上逆入胃为逆,逆而为病。何因致使胆汁逆行? 中焦热壅,热为阳,阳盛则动,肠动亢进,复因胃中热盛扰动幽门,幽门不固,开阖失职,两因相合,则胆汁上逆过幽门而入胃,遂发此证。因此可知,胃热乃胆汁反流性胃炎病因之根。若祛除胃中热邪,则肠腑安宁,胃关开阖得时,和降得施,胆汁反流可解,病证自除。故清热解毒滋阴为治疗胆汁反流性胃炎的主要治法。若在清热解毒方中酌加滋阴之品,取"寒之不寒责其无水,壮水之主以制阳光"之义,实为制方之妙。

萎缩性胃炎、胆汁反流性胃炎的治疗,是老师多年潜心研究所得。

方药虽简，疗效卓著，为牢记不忘，将老师辨证论治之精华，编成歌诀，时常背诵。两病证治药方歌诀如下。

萎缩胃炎形多瘦，精神不振面晦垢。

胃痛隐隐胀且闷，纳呆口干绛舌头。

临床辨析证有三，虚寒郁热血瘀求。

虚寒要症食冷痛，便溏胃胀脾虚由。

脉来沉细舌淡紫，补胃温胃把方究。

黄芪桂枝蔻炙朴，砂仁扁豆黄连入。

良姜山药并乌药，延胡没药莱菔凑。

郁热要症食凉舒，灼热而痛在中州。

大便秘结口干苦，舌质绛红苔黄厚。

黄连苦参翘川军，柴胡百合射干入。

丹参薏米鱼腥草，败酱公英必须有。

若成痰血病转重，警惕癌变勿疏漏。

癌变刺痛夜间重，面色晦垢形消瘦。

舌质紫绛且无苔，便黑脉细脉涩愁。

药选棱莪姜黄桃，当归丹参失笑凑。

白花蛇草黄药子，扶正人参山药入。

阻截癌症第一要，抗癌中药功可凑。

随症选择三两味，加入方中病魔愁。

胆汁反流胃灼痛，咽干口苦饭前凶。

清热解毒为主法，苦参黄连效力宏。

再合乌梅马齿苋，酌添术芍可收功。

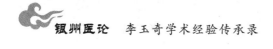

三、消渴病

师曰：消渴病，当先治渴后治饿。治渴宜滋阴生津，阴长津生，燥热得润，热势得减。治饿则必先清热，但是方虽具清热之效，然而阴虚不解则其热难除。此乃寒之不寒责其无水，壮水之主以制阳光。消渴病之治，亦需遵此。

领悟：消渴病乃因机体阴虚燥热，胃中邪热炽盛，上灼肺津下伤肾阴，而产生口渴引饮、消谷善饥、尿量如斗。其中善饥乃邪热杀谷、胃之腐熟机能亢盛所致。邪热之生，东垣认为正虚不能制邪，邪热方盛。消渴病为何先治渴后治饿？若先治饿，则必用苦寒清胃邪热之药物，但苦寒之药最易伤正而致正气愈虚，正气愈虚愈不能制服邪热，邪热久羁，消渴病势必缠绵不愈。若先治渴必用生津增液之品，生津增液即是滋阴，滋阴不仅能养正，而且滋阴药物均有不同程度的寒凉之性，因此可以说，生津增液之药不仅补充机体阴液不足，而且能在一定程度上清除或折其邪热之势。治渴后再选用治疗邪热之苦寒药物，因治渴时正气已得补益，再用苦寒便可以使正气免受伤害或减轻伤害，因此可收未伤正气又能制服邪热之功。此乃治疗消渴病的稳妥之法。

四、慢性肾功能衰竭

师曰：慢性肾功衰竭证属虚劳，乃湿毒浊邪为患。湿毒浊邪其性黏腻重浊，实难祛除，愈蓄愈盛，愈蕴愈强，损及脏腑，耗伤气血，正气愈虚，邪气愈盛，世医治此顽疾，多重于补，故常因滋补太过，久行补益而生留邪之弊，使其病愈补愈重。吾治此病祛邪为先。经曰：祛邪即是扶正。但是祛邪之剂不宜过度峻猛，也不宜过分柔和，应有适当法度。泄浊解毒为治疗本病核心疗法。采用攻补兼施以攻为主的 8 种疗法常获效果。

1. 泄浊解毒、益气养血法

此法针对慢性肾功能衰竭营血亏虚证，临床主要表现为面色㿠白或晦暗无华，口唇、爪甲苍白，身疲乏力，气短心悸，嗜卧懒言，食少纳呆，舌淡，脉细无力。药选大黄、苦参、败酱草、藿香、佩兰、砂仁、郁李仁、人参、黄芪、当归等。

2. 泄浊解毒、清营凉血法

本法治疗慢性肾功衰竭复感外邪证，临床主要表现为发热、口干口渴、咳嗽、咳痰色黄。药选大黄、郁李仁、生地黄、败酱草、鱼腥草、玄参、胡黄连、栀子、凌霄花、黄药子等。

3. 泄浊解毒、凉血止血法

本法适用于慢性肾功衰竭，湿浊化热，扰动营血，血热妄行证，临床主要表现为尿血等出血症状。药选大黄、蒲公英、败酱草、郁李仁、丹皮、生地黄、黄连、栀子、墨旱莲、汉三七等。

4. 泄浊解毒、补脾和胃法

此法主要用于慢性肾功衰竭，湿浊内阻中焦，脾不升清，胃失降浊，浊气上逆证，临床主要表现为恶心呕吐、食少纳呆、大便稀溏。药选大黄、郁李仁、败酱草、藿香、佩兰、砂仁、白蔻仁、半夏、陈皮、竹茹、柿蒂等。

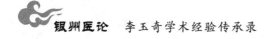

5. 泄浊解毒、化气行水法

本法主要用于慢性肾功衰竭，脾肾气衰，肾阳不足，湿浊毒邪内盛，三焦气化不行证，临床主要表现为全身浮肿、小便量少、畏风肢冷。药选大黄、郁李仁、败酱草、佩兰、葶苈子、王不留行、防己、淫羊藿、附子、人参、金衣、桂枝、茯苓等。

6. 泄浊解毒、开窍醒神法

本法主要适用于慢性肾功衰竭，湿浊毒邪内蕴日久，充斥表里，上蒙清窍、内闭心神为主证，临床主要表现为神昏或嗜睡、呼吸深大、谵语摸床、撮空理线。药选大黄、郁李仁、玄明粉、败酱草、佩兰、藿香、白蔻仁、石菖蒲、郁金、冰片、麝香等。灌服苏合香丸。

7. 泄浊解毒、养阴柔肝法

本法主要针对慢性肾功衰竭，湿浊化热动风证，临床主要表现为四肢抽搐、筋惕肉瞤。药选大黄、郁李仁、佩兰、栀子、败酱草、天竺黄、胆星、白芍、木瓜、生牡蛎、天麻、石决明、钩藤、羚羊角等。

8. 泄浊解毒、通关利尿法

本法主要用于慢性肾功衰竭，湿浊内阻，三焦闭塞，肾关不开，水道不通证，临床主要表现为小便不通、尿量极少、全身浮肿、恶心呕吐。药选大黄、郁李仁、佩兰、苦参、王不留行、葶苈子、商陆、杏仁、桔梗、防己、大腹皮、金钱草、蝼蛄等。

上述八法根据临床脉证，有时一法独进，有时二三法合施，不能拘泥。

领悟： 肾脏疾病包括慢性肾功衰竭，属中医"水气病"范畴，乃水气病日久不愈，累月积年，邪伤于肾，渐及而成。究其病证之本，乃肺、脾、肾三脏功能失职，三焦气化不利，湿浊蕴郁化为毒邪，充斥表里，弥漫三焦，上蒙清窍，下伤肝肾，内困脾胃，邪气愈盛，正气愈虚而成此证。本病病情缠绵不能治愈的原因是致病邪气有不同于一般疾病的特点，一是本病的致病邪气是湿毒浊邪为患，毒性甚剧，伤人脏腑重，耗伤气血较甚；二是致病邪气性善内伏，待机而起，当机体稍受六淫侵袭，或起居失宜，或七情不调，则内伏之湿毒浊邪即乘机而起，攻击脏腑，耗其气血令人再病；三是病邪根深蒂固，各种疗法只能消其势不能除其根，余邪内蕴，日久复盛再发，故而导致本病患者病情缠绵，病势危重，难以治愈。李老治疗本病以祛邪为先，酌施补益实为治疗良法。其治八法乃以泄浊解毒为基础，随证治标符合本病机理。

在临床实践中，结合患者不同疾病时期和阶段、主要症状，分为四大证型治疗。

（1）以恶心呕吐、尿少或闭塞不通为突出症状者，为湿浊中阻之关格证，治以除湿降浊、助阳化气之法。药选藿香、佩兰、白豆蔻、半夏、竹茹、陈皮、白术、砂仁、防己、茯苓、大腹皮、车前子、泽泻、商陆、菟丝子、仙茅、大黄等。

（2）以高度浮肿、四肢不温为突出症状者，为湿浊不化水肿证，治以温阳益气、化气行水之法。药选人参、黄芪、附子、桂枝、茯苓、泽泻、车前子、葶苈子、防己、大腹皮、金衣等。

（3）以面色苍白，口唇爪甲无华，衄血、尿血，手足心热为突出症状者，为湿浊化热动血证，治以清热化浊、凉血止血之法。药选大黄、玄参、胡黄连、地骨皮、犀角、栀子、槐花、生地榆、墨旱莲、小蓟等。

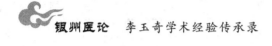
（4）以眩晕、恶心、纳呆食少、苔白腻为突出症状者，为湿蔽清阳眩晕证，治以化湿降浊、清脑明目之法。药选半夏、白术、天麻、胆南星、陈皮、竹茹、菊花、黄芪、石决明、砂仁、白蔻仁、鸡内金、焦三仙等。

以上四证有时一证独至，有时二证同见，因此在治疗上有时一法独进，有时二法合施，临床当据脉证详加辨析，正确使用四法。但是临床若见神智昏愦、抽搐反张为湿毒化热内陷心包，扰动肝风所致，为慢性肾功衰竭病入膏肓之症。

吾认为上述中药还不足以体现泄浊解毒为急的师训，特别是患者恶心呕吐，内服药物常难发生效力，故而改变给药途径便成为至关重要的方法。因此，本人根据师教之理，吸取各家之经验，结合自己的临床体会，制成降氮煎剂（大黄、红花、附子、白头翁）保留灌肠，取得92.3%的疗效，通过了辽宁省教育厅的科研课题鉴定。本方似很平常，但大黄的用量不同一般，遵师治此顽疾祛邪为急之旨，重用大黄通腑泄浊，用量达50g，并取白头翁清热解毒、抑制和杀灭肠中细菌之功能，减少发酵，减轻对氮的吸收，故疗效显著。从以上可知李老治疗慢性肾功衰竭祛邪为急的重要意义。

五、白血病

师曰：西医学中许多疾病，历代中医方书未能一一对应，故而今时之医也就无方可循，无法可依，无理可遵，然而临床却常常遇到。怎样医治，我们既不能把患者推出去不管又不能滥治。因此要仔细进行研究，只要我们遵照中医学辨证求因、审因论治这一法则，设法把它归属于中医学的一个病或一个证，就能在茫然中理出头绪。先将其命名为一个病证，再按照病因病机制定合理的治疗原则和具体的治疗方法，从而也就能拟定出方剂。

西医学中的白血病就是如此。白血病有急性、慢性之别，在临床表现有所不同，用中医学理论分析，也自然可以把它们命名为两个不同的病证。根据我的经验，慢性粒细胞性白血病，可以以脾肿大为主要病征，面色晦暗无华、疲惫乏力、心悸气短为主症。综观这些表现是气血亏虚、脏腑衰弱所致，与虚劳的病证本质相同，但其突出特点是同时具有脾脏肿大，虚劳证则没有脾脏肿大。因此，我认为可以把慢性粒细胞性白血病归属于虚劳范畴之中，但是一种特殊的虚劳证。急性粒细胞性白血病的临床特点虽然也有慢性粒细胞性白血病的气血阴阳亏虚、脏腑衰弱的本质，但它是急性过程，发病后须臾便呈现虚劳的本质，病程短、病势凶、预后险恶是主要特征。这样就可以把这两个中医古籍中未曾记载的疾病归属于两个比较恰当的中医病证，从而也就可以据此辨证论治了。综观上述，急慢性白血病均属虚劳范畴，只不过病情急慢不同而已。尔等可再行剖析揆度，正确命名诊断和辨证论治。

领悟： 辨证论治是中医学认识疾病和治疗疾病的基本方法，是中医对疾病的一种特殊的研究方法，也是中医学理论的基本特点。用它指导我们进行临床研究，就能有所发明，有所创造，有所前进。

慢性粒细胞性白血病的临床特征、急性粒细胞性白血病的突出特点，李老已经阐明。深究病证的表现和病因病机，对这两种中医古籍未明确病名的疾病终于心中豁然。

（一）慢性粒细胞白血病

慢性粒细胞性白血病患者面色晦暗无华、疲惫乏力、心悸气短、口唇爪甲无华、食少纳呆等，乃一派气血亏损、阴阳不足、脏腑衰弱的表现，证属虚劳。其突出的特征——腹中巨大积块（脾肿大）。这与传统中医学中虚劳证有显著不同，是一种有癥积证的虚劳，因此命名为"虚劳癥积证"。其病因病机也自然可以从其特殊的临床表现中分析出来。慢性粒细胞性白血病的致病邪气是一种特殊的病邪，这种邪气既能损伤脏腑，又同时耗伤气血阴阳，严重损伤正气。尤其是这种邪气最易与营血搏结而成积，各种攻逐邪气的药物只能消其势，不能除其根，病情暂时缓解，日后势必复发，这些特点难以用六淫、七情致病因素解释，故把慢性粒细胞性白血病的这种特殊的致病邪气称为"慢劳血毒"，这样就能比较贴切地解释这种恶性疾病的病因病机。

慢性粒细胞性白血病既属于虚劳癥积证，又为血毒所发，故其治可一遵古人治积之法，二遵先贤治毒之教。治积可遵景岳之论："凡治积聚之法，然欲其要，不过四法：曰攻、曰消、曰散、曰补。"陈士铎指出："病坚劲而轻易散者？当用软攻。此气血坚凝，法当补血补气之中少加软坚之味，则气血活而坚自消。"这些都是先贤治积的经验。我们治虚劳癥积证也理应如此。治毒之法当须知邪毒郁久势必化热，故其治疗当宜解毒清热并举。慢性粒细胞性白血病治疗以清热解毒、化瘀消坚、益气补血为法。

在李老制定的原则下，根据慢性粒细胞性白血病的病程和病邪特点，分证施治。

1. 毒血搏结，正虚积成

证候：面色晦暗，身疲乏力，心悸气短，食少纳呆，头晕头昏，脾脏肿大。

治法：解毒化瘀，补益气血。

方药：半枝莲、黄药子、白花蛇舌草、壁虎、青黛、龟甲、牡蛎、人参、黄芪、当归、玄参、马勃、赤芍、桃仁、延胡索、水蛭等。

2. 余邪内火，郁而待发

证候：慢性粒细胞性白血病多为经中西医治疗后，邪热大减，病趋缓解，腹内结块缩小或消失，乏力纳呆、心悸气短均有好转或近于恢复正常，但余邪未除，此时可称为余邪内伏，郁而待发。

治法：补益气血，酌佐解毒。

方药：人参、白术、当归、首乌、丹参、山萸肉、砂仁、白花蛇舌草、半枝莲、黄连、山慈菇。

3. 余邪转盛，郁而化热，营血热炽

证候：慢性粒细胞性白血病缓解后复发或初治并未缓解发展至此。发热，鼻衄或齿衄，紫癜，疲惫乏力，谷食不思，腹内结块大而坚硬。

治法：解毒清热，凉血止血，酌佐扶正。

方药：犀角、黄药子、炙刺猬皮、胡黄连、连翘、半枝莲、白花蛇舌草、羚羊角、大黄、龟甲、水蛭、鸡内金、党参、砂仁、生蒲黄。

（二）急性粒细胞白血病

急性粒细胞白血病亦有白血病的病机本质，消灼气血严重，损伤脏腑较剧。其发病急、病程短、病势凶，是一种正虚邪实的急性虚劳证。其病之所以急乃因致病邪气既非中医学的六淫、七情和疫疠，也不是山岚瘴气、虫兽所伤，是一种特殊的致病邪气。因此，发病后迅即出现气血阴阳亏损，脏腑虚弱，元气不足的临床表现，是急性病程的虚劳证。因此，"急劳血毒"的名称可能比较容易解释急性白血病的病情。

根据白血病的疾病全过程，分两个阶段辨证较为适宜。白血病虽然病势凶险急暴，但有的患者发病初期邪毒内侵尚未致热炽，只表现为内耗气血，故临床表现相对缓和，唯见面色㿠白、疲惫乏力等气血两虚之证，或见肢痛、肝脾及淋巴结肿大等气滞血瘀之证，这是瘟毒内郁耗血伤气或瘟毒凝滞经络所致。白血病在化疗后进入缓解期，虽一般状态尚好，但仍感身疲乏力、易感风寒等。这是瘟毒虽经药攻，其势大减但未尽除，余邪内伏，郁而待发。故虽缓解但仍属瘟毒内郁，应服中药扶助正气，祛除余邪。还有的患者初病即现热毒盛极之证，临床表现为身壮热、烦躁口渴、舌干少津，为瘟毒化热，燔灼气血所致。

综上临床所见，急性白血病可分瘟毒内郁期和瘟毒化热期进行辨证，治疗也分为解毒和扶正两个方面。

1. 瘟毒内郁期

素体虚弱，复感瘟毒，瘟毒乘虚内陷，耗伤气血，损伤脏腑，伤及骨髓，以致气血两虚。若瘟毒内蕴，导致气血郁结，痰气凝于经络肌肉，症见两胁下有癥积（肝脾肿大）或瘰疬（淋巴结肿大）。此期患者一般状态尚可，但贫血较重，血红蛋白常低于50g/L，白细胞约为$1×10^9$/L或更低，血象及骨髓象原始加幼稚细胞，多在20%～40%，血小板计数有$5×10^9$/L左右。体温在37℃左右或体温正常，一般不超过38℃。此期可分为气血两虚型和气滞血瘀型两型。

（1）气血两虚

证候：面色㿠白或萎黄无华，身疲乏力，心悸不宁，舌淡脉细。

辨证：瘟毒内郁，烁灼气血，气血亏损，不能上荣于面，故面色㿠白无华；气血不足，肢体失养，筋骨失荣，故身疲乏力；血虚心失所养，则心悸不宁；舌淡、脉细为气血两虚之征。若见手足心热、潮热、盗汗为阴虚。

治法：清热解毒，补益气血。

方药：归脾汤加半枝莲、白花蛇舌草、黄药子、马勃、重楼。阴虚者，加玄参、生地黄、天冬等。或加服六味地黄丸。

（2）气滞血瘀

证候：面色㿠白或萎黄无华，皮肤紫斑，两胁下有癥积，舌色暗，脉沉细而涩。

辨证：面色㿠白或萎黄无华为气血不足，不能上荣于面；瘟毒内阻经络，血行不畅，气滞血瘀，结于胁下，故胁下有癥积；舌暗、脉沉细而涩，为气滞血瘀之征。若兼见颌下、两腋有淋巴结肿大，为气滞血瘀兼有痰凝。

治则：解毒化瘀，补益气血。

方药：圣愈汤加半枝莲、黄药子、重楼、丹参、姜黄、三棱、莪术。痰凝，加大贝、玄参、郁金等。

2. 瘟毒化热期

瘟毒化热期多由瘟毒内郁期发展而来，或因瘟毒盛极，初期即现此期者。此期为瘟毒内侵，蕴郁化热，毒热内盛，燔灼气血，症见大热烦渴、舌红、脉数而大，为气血两燔。或瘟毒内炽，灼伤脉络，使血液离经外溢，症见便血、尿血、衄血等，为络伤血出。此期病情危笃，严重贫血，血红蛋白常在 30 ～ 40g/L，白细胞常在 $20×10^9$/L 以上。末梢血和骨髓象原始加早幼细胞均在 60% ～ 80%。高热，体温超过 39℃。此期可分为气血两燔和络伤出血两证。

（1）气血两燔

证候：身壮热，口大渴，烦躁不宁，大便干燥，小便赤黄，舌苔黄而干，脉数而大。

辨证：瘟毒内蕴郁而化热，热毒炽盛燔灼气血，故见身壮热；热盛伤津，故口渴、便燥；里热盛则溲黄；热毒内扰心神，则烦躁不宁；苔黄而干、脉大而数，均为气血两燔之征。

治法：清气热，解血毒，凉血滋阴。

方药：清瘟败毒饮加消白散。若兼见神昏谵语，昏愦不知，头汗出，脉微欲绝，高压低于 90mmHg，为热毒内陷、虚阳外脱之证。宜急服独参汤，并可酌情同服安宫牛黄丸。

（2）络伤出血

证候：衄血或便血、尿血，血色鲜红，身热口渴，脉浮数。

辨证：热毒内盛，灼伤脉络，络伤血溢。热毒灼伤鼻络则衄血；灼伤大小肠之络则便血；灼伤肾及膀胱之络则尿血；血色鲜红、身热，为里热之征；里热津伤则口渴；脉浮数为热势鸱张之征。

治法：滋阴清热，凉血止血。

方药：犀角地黄汤加三七、小蓟等。

3. 变证

证候：急性白血病在瘟毒化热期、瘟毒内郁期或缓解期均可出现头痛、骨痛、肢体疼痛麻木、项强、恶心呕吐、脉弦紧。脑脊液常规检查：蛋白阳性，潘氏试验阳性，细胞数明显增多（中枢神经系统白血病）。

辨证：瘟毒内蕴，郁久化热，引动肝风。瘟毒肝风，循经上犯精明之府，故见头痛、颈项僵直；肢体疼痛麻木，为肝风内动、热毒伤筋所致；邪热犯胃，胃失和降，浊气上逆，则恶心呕吐；脉弦紧，为肝风内动之脉。

治则：清热解毒，潜阳息风。

方药：天麻钩藤饮加服消白散。

急性白血病分期辨证分型比较符合该病的一般规律，但经过治疗或疾病进一步恶化，各期、各型可以相互转化，不是一成不变的。所列方药仅是代表性方剂，如因药源问题，可以按证取舍加减。患者经过治疗，即使完全缓解，瘟毒仍然客而不去，日久正气更虚，因此仍需继续用清热解毒扶正之药治之。

六、心绞痛

师曰："心绞痛"之病，病情危重。发作之时，就其舌脉及神态表现可谓一派虚象，若以虚实论之，则虚为本，实为标。详析病机其痛虽见于实，但为虚之所使。故仲师曰："夫脉当取太过不及，阳微阴弦，即胸痹而痛。"即心主诸阳又主阴血，见痛而化瘀、见痛而活血乃庸医之为，一味活血化瘀难以尽述其治。综观临床所见，其证有四：一曰心阳虚衰，二曰气郁血阻，三曰痰阻心脉，四曰心阴亏损。以上四证，按其病因施法，按法制方，非难为之举。然而临床欲收卓效并非易事。所以言者何也？乃因本病病因复杂，病势深重，病邪根深蒂固所致。余通过多年临床治疗研究，认为本病治疗以辨病辨证结合为宜。按冠心病冠状动脉供血不足为本病之本，进而分辨阴阳之虚，气血痰浊之阻塞，证病兼顾，立法处方，易收疗效。

本病易生变证、坏证，若脉来数疾，或促或结均示病情危笃。若症见心悸气短，面色青紫或喘促鼻扇不能平卧，或脉微自汗，四肢厥逆者均为坏证。急当全力抢救。

在临床医疗中，下述经验尔等宜当牢记。

心电图示频发室性早搏者，治疗重在豁痰散结。药取苦参、天竺黄、半夏、连翘、莲子心、瓜蒌等。

心电图示房室传导阻滞者，治宜豁痰化浊，行血开窍。药取石菖蒲、丹参、川芎、防己、漏芦。

心电图示ST段下移，证多为心阴不足，治宜遵景岳阳中求阴之法。药取人参、苦参、五味子、鹿茸等。

若患者既往心律正常，发病后出现心房纤颤者，多为心阳虚损，治宜阴中求阳，兼化痰浊。药选人参、淫羊藿、何首乌、附子、肉桂、麦冬、陈皮等。

若患者肥胖，血压高多为气虚痰阻，治宜益气化痰，宽胸理气。药选人参、苦参、玉竹、陈皮、半夏、瓜蒌皮、天竺黄。此时多数医家不敢放心选用人参，恐其加重高血压，殊不知人参具有双向调节之功，血压低时升压，血压高时降压。因此可以大胆应用。

心电图示窦性心动过缓或心房扑动者，切不可以活血，应重在温阳，交通心肾。

心电图示窦性心动过速，多为痰阻气滞，治宜导痰利气，兼以化瘀。药选桃仁、半夏、胆南星、当归、莲子心、远志等。

以上七条系我在多年医疗实践中的体会和经验。大证之治，既要胆大，又要心细，俗云："艺高人胆大。"故此尔等必须努力学习。

领悟：冠心病其轻者易于施治，其重症特别是心绞痛频繁发作或心肌梗死者，常因并发心律失常、心衰、休克等导致预后不良。李老总结出治疗窦性心动过速、房室传导阻滞、心房扑动等的有效药物，为我们研究、治疗这类疾病奠定了基础。实践中用李老之方，苦参、淫羊藿、防己、首乌藤治疗心律失常屡收疗效，特别是纠正了治疗冠心病一味活血化瘀的弊端。辨证求因、审因论治是针对一切疾病的治疗原则和方法。李老多次教导我们，心绞痛治疗多数医生习用活血化瘀之方，活血化瘀之方又大多破气，破气之药常有伤气之弊，故必须慎用之，合理应用既活血又不伤气之方是治疗此证的必需。如血府逐瘀汤有伤气之弊，而桃红四物汤则反能益气。因为血府逐瘀汤中枳壳伤气，所以凡用活血之方治疗心脏疾患，当防其伤气之弊再伤已虚之心气。瓜蒌薤白汤虽也破气，但唯本方不伤气。诸如此类必详细推敲之，以求万全之治。

七、黄疸

师曰：这里所论之黄疸，是指病毒性肝炎引起的黄疸。肝炎之黄疸，为临床常见病证。因其系传染性疾病，故综合性医院医生接触甚少，其辨证论治之术鲜有知晓。我对此疾论治积 50 年之经验，遵仲景之法，取"三阳"证治之理，据黄疸各期主证，按四证辨证施治，每收卓效。此四证即表证、半表半里证、里证、蓄血证。此处所说之表证，非指发热恶寒，乃指病之初起，在表之黄疸为突出特征，可兼见身痛、呕恶、纳呆、便溏。半表半里证指胁痛呕逆、咽干口苦，其证酷似少阳半表半里证。故我把黄疸病出现此证，称为半表半里证。里证指脉来洪大，里热炽盛，大便干结，腹胀，呕逆。蓄血证非《伤寒论》膀胱蓄血证，乃指血结成积，主症为尿黄而短、大便秘结、肝脾肿大、面暗唇青。

表证之治重在渗利湿热，清除在肝脏之毒邪。此刻当慎用苦寒，免伤胃气，以防恶逆呕吐不止之弊。方选通草、茵陈蒿、虎杖、卷柏、败酱草、茅根、板蓝根、茯苓、半枝莲、冬葵子、谷精草等药。此法可称清肝。

半表半里证治宜解毒和营，攻伐在肝之邪毒，可称之为伐肝。方选柴胡、竹沥、瓜蒌、龙胆草、虎杖、茵陈蒿、王瓜皮、大青叶、卷柏、白茅根、芦根等药。

里证宜急下不宜缓利，旨在通过泄下清除在肝脏之邪气，可谓泄肝。方选茵陈蒿、大黄、芒硝、生地黄、败酱草、青葙子、鱼腥草、虎杖、滑石等药。

蓄血证宜用活血化瘀之法治之。取桃核承气汤加冬瓜仁、槐花、青黛、苦参、生地榆、生牡蛎、当归、五味子等药。

以上四法若适时应用，或随机正确合并相参为用，必定能收获理想疗效。

领悟：李老治黄之法与众不同，可谓别具一格。现今，缘于本病被列入法定传染病，一般综合医院不接收该病患者，故一般医生接触甚少，至于采用何法治疗更是茫然。老师据证候之病机关键，分四证治疗，其论符合实际，药选精湛，为我等阐明了治黄大法。治疗四证选方均予解毒，可谓解毒为四证治疗之基础，此法针对肝病黄疸之治疗，对致病之毒邪有"痛打落水狗"之意，故而能根治此病。除恶务尽在疾病治疗中有特殊意义。

八、荨麻疹

师曰：古之瘾疹即今之荨麻疹，临床虽系常见，然而却常因医家缺少愈疾良策，而致患此病者反复发作，迁延日久，甚至终身不愈。此病之轻者，瘾疹散在，苦惟身痒。重者遍身瘾疹，皮肤奇痒，难以忍受，甚则壮热呕吐，心悸气短，腹痛便血，喉头水肿，女子可见月事失调，崩漏下血，实属痼疾顽症。我潜心研究十数载，终获良法。依此法治疗30例，追访3年24例未见复发，可谓痊愈。6例愈后复发，依前法再治而瘾疹消，痒痛除。

此法可称为："一次三步根治法。"一法曰宣通解表，二法曰托里化瘀，三法曰荡涤净府。患者来诊先施宣通解表法，药选浮萍、地肤子、白鲜皮、苦参、蝉蜕、紫草、荆芥、防风，水煎，每日两次服用。此药服后有的患者瘾疹益增且苍起肿大，斯时切勿惊慌，此乃药驱邪外越之象，再连服三五剂，待全身瘾疹渐消时便施第二法。

托里化瘀法旨在令邪从里消解，药选苦参、大青叶、紫草、地肤子、僵虫、生地黄、牡丹皮、红花，水煎服，连服3剂后施第三法。

涤荡净府法旨在根除余邪，药选大黄、连翘、重楼、牡丹皮、当归、山豆根、苏叶、甘草，连服3剂。一次三步根治法告终。

三法施完停药4周，瘾疹未发者，按前一次三步根治法治疗，每

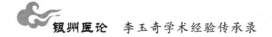

法各服 2 剂；若停药 4 周，少许痦瘤再现者，再次依序使用，根除余邪。

　　服药期间当须忌口：禁食鸡鸭，勿吃鱼虾，男人戒酒，女人忌辣。

　　领悟：荨麻疹证属顽疾，病家痛苦，治少良方。老师研创三法，为患者送来福音。三法何以能根治其疾，因三法之施恰对病机。疹发皮肤与肺相关，《经》曰：肺主皮毛。疹毒内袭，与营血相搏，结于皮肤故见痦瘤。内伤脏腑之络，非但腹中气机不利，且络伤血溢，故而腹痛、便血。首法宣通解毒，遵"因其在表汗而发之"之意，乃急则治其标之法。二法托里化瘀，针对疹毒入络，阻遏气血，血行瘀滞，瘀滞不除，其毒难去，病证难解。二法托里化瘀并佐解毒，毒瘀双解，其病焉能不除，此乃治本之举。三法涤荡净府，旨在尽除余邪。药用大黄为君，配合诸药解余毒，洁净府，涤荡于内，尽逐毒邪，此乃澄源之法。为强记老师治疗痦瘤之法，编成歌诀如下。

　　　　　　痦瘤顽疾治有方，一次三步法称强。

　　　　　　一法宣通解毒用，浮萍肤子鲜皮良。

　　　　　　苦参蝉蜕加紫草，荆芥达表更加防。

　　　　　　二法托里又化瘀，苦参大青紫草尝。

　　　　　　地肤僵虫加生地，丹皮红花化瘀长。

　　　　　　三是涤荡净府法，大黄连翘重楼帮。

　　　　　　豆根归草丹苏叶，三法药后痦瘤康。

九、先兆流产、滑胎

师曰：妊娠两个月或三四个月，胎元不固，腹痛腰酸，阴道流血及致坠胎，临床常见之病。该病病因复杂，诸如肥甘太过致使胞宫蕴热；淫欲失度，损伤冲任；扭闪用力，伤及胎系；忧伤心脾，化源不足；先天亏损，冲任虚衰等皆可致胎元不固，妊后两个月或三四个月出现腹痛腰酸，阴道流血而坠胎。古今医家见此证多急以止血补肾，用胶艾四物汤之属，然而获效者不多。余用此方此法治之更鲜见功效。为此不得不反复研究，详尽分析古医家有关胎产方书及今人保胎之论后心中豁然。小产、滑胎之病其本在于气虚不摄，冲任亏损，精血不足，胎系不牢所致。阴道流血乃气不摄血，只补血止血而不补其气，血焉能止，胎焉能安。故而小产、滑胎之病实不能见血治血从血证论治，必当从气论治，方用四君子之类益气以摄血安胎。余按此治之，屡收奇功。多年临床经验证明治疗此病应知三宜。一宜补脾胃不宜温肾阳。脾胃乃后天之本，化生精微，充养脏腑，填补肾精。所谓肾气不足者以胃气涵蕴之即是此意。不宜直接补肾，补肾易动精血，不利胞胎之长。二宜治气分不宜治血分。气能摄血，气虚血失统摄则离经而出。妊后强力负重、淫欲无度、忧思恼怒等皆能伤及正气，故而血失统摄，胎系不牢，胎元不固而坠胎。倘若一味止血，终因出血之根不解而其血难止，因此说补气胜于止血。三宜凉血补脾，不宜滋养肝肾。胎前无寒，产后无热，世医皆知。凉血则能清热，补脾则能益气，益气则能安胎，所谓芩、术为安胎圣药即是此意。妊娠之后，妊妇脾胃多虚，食少纳呆、呕吐乃常见之症。若滋补肝肾之阴，因其药多滋

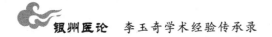

腻太过易于伤脾，导致脾胃愈虚。若补其阳，又不利于胎前之热，所以说凉血补脾为宜，滋补肝肾当虑。

领悟：老师学术思想和风格与众不同，先兆流产、滑胎是其学术风格的又一体现。老师经常谆谆教导我们，学古不拘古，要有所创造，有所前进。李老常说："金元四大家，我很佩服，尽管他们学术思想有偏，但是他们各树一帜，独成一派。"重在激励我们努力求索，形成自己与众不同的学术风格和特点。

先兆流产、滑胎为冲任之病，冲任不足或冲任伏热是常见之因。冲任不足则助脾益胃，化生气血以补之。冲任伏热则凉血健脾以解之。至于扭挫过力、淫恣失度，终不离冲任之伤，故李老治此病，越出从血证治之常法，而力主从气论治，变通应用四君子之类，乃是明了气血关系真谛、坠胎病因真髓，方能大胆越出常法，另图新方。我等今后之学亦应如此。

十、脑中风

师曰：脑中风无论在中医还是西医均属危急重症。此病发病急暴，传变迅速，变证峰起，有六淫中风邪善行数变之特点。更因其发病不论是由外风引起还是由内风所致，均系风邪为患，故而称之为"中风"。古今医家对此研究甚多，及至清代已确认本病的病因和病位，即病因为内风，病位在脑。张寿甫说："肝阳化风，气血并逆，直冲犯脑。"这些论述和西医学的研究完全吻合。究其西医学理论，中风大体可分为出血性、缺血性两大类。中医治疗不外止血清热、息风开窍和活血清热、息风开窍，两大基本法则。然而出血性中风，应用活血化瘀之方，古今文献均有记载。世医皆不敢投以化瘀通络之方。殊不知血液离经之后，时久必成瘀血。看准时机施以化瘀通络之方药，往往可收奇异功效。1992 年我遇一蛛网膜下腔出血患者，病情危笃，不省人事，中西医结合治疗一周毫无疗效，病入膏肓。我反复思考认为该患出血性中风，历时周余，瘀血已成。一味止血，必加重离经之血的瘀积，故其治疗当施双向调节法，选用既能化瘀又能止血之药。投水蛭炭研面合牛黄安宫丸鼻饲，一日 3 次，一周后，患者目珠转动，头汗停出，出现转机。前法二周后患者口唇微动，睁开双眼，出现复苏之兆。余令单服水蛭炭（研面）两个月后，患者痊愈扶拐出院。此乃水蛭炭之功也。尔等只要把握时机，适时运用水蛭炭治疗中风，水蛭可建立奇功。

领悟：欲医危急重症，一要胆大，二要心细，三要有高超之术。李老面对濒死之患，不是束手待其自毙而是千方百计施救。出血性脑中风系脑络破损，络破血溢，血液离经，溢于脉外，蒙蔽神明所致。然而溢出之血日久必成瘀血，继续阻蔽神明，故瘀血不出，何以令人复苏。可是出血性脑中风世医万不敢贸然用化瘀通络之品，恐其加重出血或出血复发。殊不知"有故无殒亦无殒也"之理。血出见炭可止，水蛭炭非但破血之力变缓，而且炭能止血。故而出血性脑中风应用水蛭炭，可使出血得止，瘀血可消，如此疾病焉能不愈。李老此举为我等治疗出血性脑中风开辟了一条新的路。但是认准病证，抓准时机非是一件易为之事，非苦学则不能得此本领，切之，切之。

十一、紫癜

师曰： 紫癜临床常见之病，常为血液病所发或由外邪、外伤所致。究其治法，现今医生多按"肌衄"诊治，施以止血之法，此乃错误之举。缘于医生不明紫癜与肌衄的概念所致。紫癜、肌衄为两种不同病证。肌衄系指血液离经，溢于脉外，出于皮肤，肉眼可见者为肌衄。如《中国医学大辞典》："血从汗孔出者，谓之肌衄。"唐容川说："阳乘阴而内逆者，发为吐衄；阳乘阴而外逆者，发为皮肤血汗。"而紫癜则是皮肤出现大小不等之紫癜，不是皮肤出血。把紫癜认定为肌衄是受西医学的影响，认为紫癜是出血倾向。王肯堂明确指出："面皮颈项，身体皮肤变色者，赤者为赤癜，白者为白癜。"《外科正宗》说："皮肤结成大小青紫斑点，色若葡萄，发在遍体头面。"王清任说："紫癜者，血瘀肤里。"综上所述紫癜与肌衄是两种不同的疾病。肌衄多为血热妄行而出血，固然需要清热凉血止血，而紫癜为瘀，治宜活血化瘀。将二者混同，投以止血之方，实为谬也。紫癜当以化瘀为先。

领悟： 李老临证医病，不为多数医家倡导之法所拘，也不为多数医家之论所束，常据中医学理论施治，这种不随波逐流之学风，是弟子最为崇敬之处。紫癜因外伤而致者辨为血瘀诚然不难，西医所论之紫癜不含此类。因外邪内侵形成之紫癜，乃是外邪入里舍于经络，阻遏气血，经脉不通，血溢脉外，瘀于肤里所致。血液系统疾病导致的紫癜，尽管原因不同，但中医辨证要点均为血瘀肤里。所以紫癜之治不能一味止血，必行化瘀。化瘀之法不外解毒化瘀、散寒化瘀、疏风化瘀、除湿化瘀等为外邪所致紫癜之治。紫癜因于血液病者补脾化瘀、益气化瘀、凉血化瘀、清热化瘀、滋肾化瘀。综上所述，李老之所以敢于提出与众不同的学术观点，乃基于熟读百家之书，通晓诸家之论，理论雄厚，概念清楚。后学者若亦能如此，中医学岂能不向前发展。

第四章 论学古方医论

师曰：学习古医家的理论和方药，必须是学古不拘古，遵古又扬古，才能铸成名家。学习古方医论既要竭尽心力，通晓全部，握其纲目，又不能刻板墨守，照搬照抄，不敢越雷池一步。否则必致方不及病所，药不能祛邪。"运气不齐，古今异轨，古方今病不相能也。"学古不拘古，遵古又扬古，把古医家之论发扬光大，使其前进、更新，成为人类疗疾祛病离不开的一门科学。

鉴于古医家所处的年代，科学水平和认识能力的限制，一些理论还处在初级阶段，因此，必须发展、更新以适应科学发展日新月异的形势，才能为人类除疾灭病作出贡献。

譬如是心藏神还是脑藏神，一直是一个没有真正解决的问题。解决这个问题要更新许多方面的理论，还要涉及许多相关的学科理论，如中药、方剂、内科、外科、妇科、儿科等各科的理论问题。

中风也是如此，究竟病因有无外风，病位究竟在何脏何腑，风中何处经络，半身不遂怎样确切辨证等，都必须更新某些中医理论，深化某些中医理论，才能较圆满地解释疾病。

一些诊疗方法也须进一步深化充实，如舌诊、脉诊等。所有这一切都有待于通过我们的深入研究使其日臻完善。我一生着力于此，对观舌识病、癌前疾病阻截癌变的治疗，取得了可喜的进展和成果，发现一些规律，望尔等刻苦钻研，学古不拘古，遵古要扬古，有所发现，有所发明，有所创造，有所前进。

领悟：李老虽然已博览群书，通晓金元四家之著，但其更新发展观念，进取向上精神仍非常强烈。对中医学理论中有待于发展、充实完善的部分心中有数。观舌识病取得了突破性进展，被誉为"观舌识病大师"，列入"沈阳一绝"。遵李老之教，我对中"风"进行了理论上的研究，对中风的病因和病位有比较深入和明确的认识。

病因，当排除外风。中风以"风中经络""风中脏腑"的观点立论，从《黄帝内经》时代沿用至今。其中虽时有医家提出病位在脑，但终未得到支持。尽管西医学早已证实中风为脑血管病变，但是在著书撰文时仍按风中经络、风中脏腑的理论进行阐述，因此对中风的病因、症状产生的病机不能透彻分析，给后来者的学习带来很多困难。因而本人提出中风之病因当排除外风。这种观点历代医家也曾提出过，如《医经溯洄集·中风辨》指出"中风者，非外来之风，乃本气自病也"。张景岳则更进一步阐明了中风之"风邪"非外风所致，提出了非风论。北京中医药大学王永炎教授也说："由外风入侵而致病者极少。有按外风治疗投小续命汤或大秦艽汤加减治疗的病例，其疗效均差。"因此，结合现代医学成果，今论中风，当排除外风，即不是自然界的风邪而是"内风"。

内风之动大体有三：

阴虚风动。此系年老体弱，肝肾阴虚，或因过度烦劳，耗伤气血，阴血不足终致阴亏于下，肝失滋荣复因将息失宜，肝风骤起，直冲犯脑，发为中风，此其一也。

火盛动风。此缘五志过极心火暴甚，或盛怒伤肝，肝火骤亢，火盛于内，直冲犯脑，发为中风，此其二也。

痰热动风。此由过食辛甘厚味，或劳倦太过损伤于脾，脾不化湿，湿浊内蕴，酿成痰浊，痰郁化热，痰热盛于内，引动内风。内风骤起，直冲犯脑，发为中风。

病位，当抓住脑络。中风以猝然昏倒、不省人事、口眼㖞斜、半身不遂、语言不利，或不经昏仆而只以㖞僻不遂为主症。其症可以用神昏偏枯四字概括。神昏是元神不明所致，元神不明则呼之不应，唤之不醒，人事不知，不知痛痒。偏枯则因为脑为元神之府，主司百骸，统辖脏腑，发露五官。内风骤起直冲犯脑，元神主司百骸之功受损，不能达其全身，只能及于身半，故见偏枯语謇等症。因此说，中风之神昏、偏枯是脑之元神功能失常所致。元神能否主司百骸、统辖脏腑、发露五官，与脑络之营血的滋养密切相关。若脑络营血运行通畅，元神得以滋养，则主司百骸、统辖脏腑、发露五官正常，否则功能失职。因此说，中风病位在脑。病机为脑之络脉营血运行失常。

其辨证论治，本人认为应根据客观实际进行，为求简明，以两大证为基础分型。

一、络破血瘀

病机要点：络破血溢，溢血伤脑，半身失主。

1. 轻型

主症：发病较急，突然出现口眼㖞斜，半身不遂，语言不利，口角流涎，舌红，脉象多弦。

2. 重型

主症：猝然昏仆，不省人事，口眼㖞斜，或见壮热，牙关紧闭，

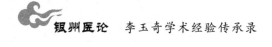

肢体强痉。

若面色赤红，呼吸气粗，口臭身热，躁扰不宁，舌红，苔黄，脉数，此为痰火偏盛。若见面色㿠白，口唇晦暗，静而不烦，四肢不温，舌淡，苔白，脉缓者，为痰湿偏盛。

二、瘀阻络闭

病机概要：瘀阻络闭，气血不通，脑失滋养，半身失主。

1. 轻型

主症：口眼歪斜，半身不遂，语言不利，病势较缓，舌质暗，脉弦。

2. 重型

主症：突然昏仆，不省人事，口眼歪斜，舌暗，脉弦。

按以上的病因病机分析和辨证分型，可以清楚揭示中风本质：系内风为患，病位在脑，病机在于脑络气血运行失常所致。但是这样论述中风尚属鲜见。本人认为按此辨证能较真实地反映中风的实际情况，至于治疗，准确辨证、针对病机选择恰当的方药则中风的辨证论治可谓完善矣。这些若没有老师的启发和鼓励，是不能有胆量提出这样的学术论点。

至于脑主神明，主司百骸，统辖脏腑，发露五官，虽然历代医家多有论述，但终未形成系统性观点和学说，中医学理论要前进、要发展，必须知难而上，经过反复阅读古今有关脑主神明的论述，进一步把脑主神明的理论系统化。

1. 先人论述脑主神明，形象而具体

《素问·脉要精微论》："头者，精明之府，头倾视深，精神将夺矣。"头是机灵聪明的神的所在。汪昂在增订《本草备要·辛夷》的讨论中说："脑为元神之府，鼻为命门之窍，人之中气不足，清阳不升，则头为之倾，九窍为之不利。吾乡金正希先生尝语余曰：人之记性，皆在脑中，小儿善忘者，脑未满也；老人健忘者，脑渐空也。凡人外见一物，必有一形影留于脑中，昂思今人每记忆往事，必闭目上瞪而思索之，此即凝神于脑之重也。不经先生道破，人皆习焉而不察矣。李时珍曰：脑为元神之府，其于此重，殆暗符欤。"再如王学权在《重庆堂随笔》卷上健忘条中形象地指出脑藏神，他说："泰西邓玉函的《人身说概》：'人之记性，含藏在脑，凡人追忆往事，骤不得，其手不觉攌脑后，若索物令之出者，虽儿童亦如是，此其证明也……盖脑为髓海，又名元神之府，水足髓充，则元神清湛而强记不忘矣。'若火炎髓竭，元神渐昏，未老健忘，将成劳损也奚疑！"这就充分说明了人的思维在脑。

2. 脑司清窍，清窍之所觉归于脑

目、鼻、耳等清窍通于脑，所听之声归于脑，脑所藏之神赖此而发露。《医林改错》云："两耳通于脑，所听之声音归于脑，脑气虚脑缩小。脑气与耳窍之气不接，故耳虚聋，耳窍通脑之道路中，若有阻滞，故耳实聋。两目即脑汁所生，两目系如线，长于脑，所见之物归于脑。瞳仁白色，是脑汁下注，名曰脑汁入目。鼻通于脑，所闻香臭归于脑。脑受风热，脑汁从鼻中出，涕浊而臭，名曰脑漏。看小儿初生之时，脑未全，囟门软，目不灵动，耳不知听，鼻不知闻，舌不言。至周岁脑渐生，囟门渐长，耳稍知听，目稍灵动，鼻微知香臭。至三四岁，

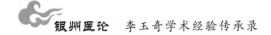

脑髓渐满，囟门长全，耳能听，目有灵动，鼻知香臭，言语成句。"《医林改错》的这些论述清楚、明确地阐述了脑司清窍，清窍的功能源于脑。

3. 情志不和，五志过极，耗伤于脑而产生神志疾病

过思、久虑、盛怒等因素可耗伤于脑，而产生头痛、眩晕、健忘、郁证、厥证等。喜、怒、忧、思、悲、恐、惊七情是神志活动不同的表现形式。过思、久虑耗伤脑之精血，精血亏虚，脑失滋养而病头痛。盛怒火生，火灼脑之津液，伤及脑之络脉，可病眩晕、中风等证。凡此种种，均说明了脑主神明。

综上所述，人的思维、躯体运动均由脑所主。在老师的启发教导下，重温中医古籍，脑主神明的认识日臻完善。此论曾与各位同道讨论，得到了普遍的赞同，这更加坚定了更新中医理论、发展中医理论的信心。

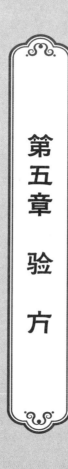

第五章　验　方

一、肾结石方

1.党参　熟地黄　石决明　鸡内金　路路通　王不留行　冬葵子
鱼脑石　石韦　石莲子　紫菀　三棱　莪术

2.龟甲　夏枯草　薏苡仁　白芷　金钱草　海金沙

3.王不留行　防己　黄芪　当归　白茅根　三棱　莪术　皂角
炮山甲　没药　炒枳壳　牛膝　车前子　石韦

4.白茅根　桑白皮　车前子　海浮石　生蒲黄　瞿麦　王不留行
石韦　当归尾　檀香　桃仁　党参

5.木通　车前子　萹蓄　瞿麦　大黄　滑石　金钱草　海金沙
片姜黄　鸡内金　三棱　莪术　威灵仙

二、颈椎病方

1.穿山甲　防风　炮山甲　威灵仙　苦参　当归尾　白鲜皮　红
花　地龙　没药　防己　血竭

2.葛根　桂枝　狗脊　续断　赤芍　川芎　当归尾　地龙　黄芪
延胡索　没药　木瓜　青风藤　山甲珠

三、脊髓空洞症方

1.苦参　人参　五加皮　防风　乌梢蛇　野蒺藜　蔓荆子　龟甲
皂荚

2.全蝎　地龙　独活　防风　秦艽　薏苡仁　僵蚕　白附子　牛膝

3.黄芪　人参　山药　茯苓　肉桂　附子　远志　熟地黄　女贞子　五味子　石斛　肉苁蓉　巴戟天

4.熟地黄　当归　肉苁蓉　川断　党参　黄芪　黄精　丹参　牛膝　虎杖　桑枝　附子　肉桂　何首乌　枸杞子

5.当归　何首乌　补骨脂　白术　当归　赤芍　人参　甘草　山萸肉　枸杞子　核桃仁　猪肾　虎骨　牛膝　锁阳

四、类风湿关节炎方

炙猬皮　黄芪　防己　红花　桃仁　当归尾　海桐皮　薏苡仁　威灵仙　炮山甲　土鳖虫　乌梢蛇　穿山甲　血竭　没药

五、风湿性关节炎方

1.麻黄　苍术　防风　黑豆　两头尖　没药　石斛　首乌　续断　木防己　天麻　白芷　木通　当归尾　荆芥　细辛

2.玉竹　黄芪　当归　赤芍　红花　金银花　白术　秦艽　茯苓　薏苡仁　贯筋草　蚕沙　地枫皮　千年健

3.穿山甲　青风藤　海风藤　露蜂房　山甲珠　乌梢蛇　土鳖虫　海桐皮　豨莶草　没药　延胡索

4.附子　细辛　麻黄　秦艽　威灵仙　当归尾　赤芍　何首乌　血竭　没药　独活　羌活　白芷　防己　木通

六、肥大性脊柱炎方

1.独活　寄生　细辛　熟地黄　巴戟天　杜仲　狗脊　茯苓　牛膝　乳香　土鳖虫　汉三七　续断

2.黄柏　苍术　薏苡仁　牛膝　没药　汉三七　土鳖虫　木防己　木通

3.秦艽　全蝎　山甲珠　藏红花　血竭　牛膝　防己　薏苡仁　当归　没药　穿山甲　乌梢蛇　地龙

4.通草　防己　当归　穿山甲　土鳖虫　血竭　生姜　漏芦　白头翁　鸡血藤　狗脊　骨碎补　王不留行

5.海桐皮　片姜黄　忍冬藤　连翘　防己　蚕沙　穿山甲　豨莶草　血竭　没药　桑枝　山甲珠

七、冠心病方

1.白术　犀角　诃子　朱砂　荜茇　香附　木香　檀香　降香　沉香　麝香　安息香　苏合香油

2.木香　青皮　陈皮　麦芽　枳壳　莪术　神曲　肉桂　白芷　白芍　延胡索　甘草　补骨脂　荜澄茄　丁香　生姜　大枣

3.生蒲黄　五灵脂　瓜蒌　桃仁　红花　荜澄茄　当归　安息香　沉香　五味子　葛根　山楂

4.沙参　瓜蒌　麦冬　五味子　甘草　桃仁　沉香　茯苓　半夏　桂枝

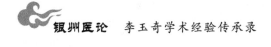

5.瓜蒌皮　薤白　桂枝　半夏　丹参　延胡索　没药　当归　降香　黄芪　人参　首乌藤　炒枣仁

八、肝硬化方

1.青皮　木香　白术　姜黄　红豆蔻　阿魏　荜澄茄　当归　龟甲

2.三棱　莪术　水蛭炭　血竭　雄黄　山甲珠　龟甲　生牡蛎

3.三棱　莪术　雄黄　蜈蚣　沉香　芦荟　天竺黄　阿魏　全蝎

4.大枣　大黄　龙胆草　黑豆　木通　鳖甲　栀子　黄连　当归　黄芦木　生牡蛎　何首乌　板蓝根　绿矾　茵陈蒿　金钱草　败酱草

5.茵陈蒿　板蓝根　香附　百合　鸡内金　白芍　郁金　丹参　夏枯草　龙胆草　大枣

6.何首乌　龟甲　枳实　生牡蛎　丹参　片姜黄　熟地黄　山萸肉　当归　王不留行　泽泻　党参　白术

7.丹参　龟甲　三棱　莪术　半边莲　商陆　瞿麦　王不留行　防己　通草　玉米须　车前子　大腹皮　金衣　西瓜翠衣（肝硬化腹水者）

九、硬皮病方

1.桂枝　当归　川乌　牛膝　连翘　防风　羌活　独活　桑寄生

秦艽　伸筋草　白术　姜黄

2.白芍　赤芍　桂枝　甘草　当归　穿山甲　白鲜皮　地肤子
半枝莲　黄药子　蝉蜕　片姜黄　没药　何首乌　桃仁

十、脑积水病方

天麻　蝉蜕　全蝎　蜈蚣　钩藤　胆南星　天竺黄　僵蚕　防己
白芍　石菖蒲　丹参

十一、癫痫病方

1.全蝎　半夏　蜈蚣　明矾　僵蚕　皂荚　胆南星　白芍　地龙
琥珀　朱砂　血竭　钩藤　麝香　炒枣仁　黄连

2.龙骨　牡蛎　代赭石　乌梢蛇　黄连　龙齿　磁石　钩藤　紫
石英　青礞石　大黄　莲子心

3.全蝎　蜈蚣　羊角虫　木瓜　钩藤　僵蚕　白芍　生龙齿　皂
角　百部　半夏　胆南星　黄连　天麻

十二、囊虫病方

1.鹤虱　雷丸　槟榔片　使君子　黄芪　党参　全蝎　百部
2.干漆　黄连　瓜蒌仁　羌活　大腹皮　大黄　水蛭　雷丸　僵
蚕　白芥子　茯苓　橘红　五灵脂　全蝎　蜈蚣

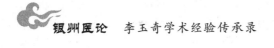

3.雷丸　干漆　水蛭　大腹皮　羌活　五灵脂　鹤虱　桃仁

十三、哮喘病方

1.蝉蜕　马兜铃　五灵脂　淡豆豉　杏仁　百部　白果　桑白皮

2.党参　代赭石　芡实　山药　山茱萸　生龙骨　生牡蛎　白芍　苏子　沉香　白果

3.蛤蚧　补骨脂　胡芦巴　沉香　小茴香　茯苓　五味子　半夏　川贝母　橘红　杏仁　麻黄　细辛　苏子　莱菔子　马兜铃　白果

4.水红花子　五味子　三棱　皂荚　桑白皮　甘草　白果　杏仁　黄芪　款冬花

5.罂粟壳　乌梅　人参　诃子　葶苈子　桑白皮　甘草　蝉蜕

十四、烧烫伤外用方

1.黄柏　黄芩　大黄　生地榆　五倍子　罂粟壳　冰片

2.黄连　黄芩　黄柏　寒水石　生石膏　生地榆

3.生石膏　寒水石　大黄　冰片　刘寄奴

4.生地榆　青黛　冰片　黄连　马勃　生龙骨　血竭　黄柏

烧烫伤外用方用法：药物研为末，植物油调膏外敷。

十五、小腿溃疡方

1.人参　黄芪　鹿角霜　生地黄　甘草　天花粉　牛膝　苍术　黄柏　山甲珠　蜈蚣

2.防己　黄柏　苍术　生地榆　白及　延胡索　郁金　生石膏　甘草

用法：上药为末，麻油调膏敷患处。

十六、糖尿病方

1.天花粉　苦参　黄连　鹿茸　鸡肠　生牡蛎　白石脂　甘草　黄芪　桑螵蛸　生龙骨　鸡内金

用法：上药为末，每服 5 ～ 10g。

2.山枣仁　石榴皮　葛根　覆盆子　乌梅　麦冬　茯苓皮　天花粉　桂心　黄精

3.鸡内金　鸡肠　鹿胶　生龙骨　生牡蛎　白石脂　漏芦　黄连　苦参　桑螵蛸

用法：上药为末，每服 10g。

4.人参　天花粉　黄连　知母　苦参　麦冬　浮萍　扁豆　黄芪

5.黄连　沙参　葛根　人参　生石膏　麦冬　山萸肉　枸杞子　黄精　丹参　红花　石斛

十七、膀胱失约（老年尿失禁）方

1. 五味子　磁石　杜仲　附子　木香　陈皮　龙骨　黄芪　莲须
2. 荜澄茄　沉香　木香　肉桂　菟丝子　茯苓　淫羊藿　桑螵蛸
3. 白薇　白蔹　白芍
4. 人参　附子　干姜　甘草　乌梅
5. 黄芪　白术　陈皮　升麻　柴胡　人参　甘草　当归　老头草　土茯苓　败酱草

十八、头痛方

1. 僵虫　菊花　生石膏　川芎
2. 地肤子　红花　赤芍　茶叶　红糖
3. 胡芦巴　三棱　干姜　地龙　姜虫　全虫　蔓荆子
4. 蔓荆子　牛蒡子　何首乌　川芎　石决明　决明子　天麻　钩藤　山萸肉

十九、食管憩室方

三棱　莪术　诃子　丁香　桑白皮　桃仁　昆布　安息香　荜澄茄　阿魏　五灵脂　延胡索　败酱草　大青叶

二十、口臭方

生地黄　熟地黄　天冬　黄芩　枇杷叶　茵陈蒿　枳壳　石斛
甘草　犀角　黄连　大黄

二十一、皮肤瘙痒方

蝉蜕　僵虫　姜黄　大黄　地肤子

二十二、健忘症方

龟甲　龙骨　远志　石菖蒲　木通　山萸肉　益智仁

第六章　杂证治验数则

一、脑积水

患儿徐某，男，10 个月。

患儿出生后 10 个月因抽搐来诊。其母诉其病史：患儿足月顺产，生后如同常孩，一切正常。4 个月时，患儿无明显诱因突然四肢抽搐，头向后仰，四肢厥冷。以后无规律、不时出现上症，自以为惊风，服小儿惊风千金散、琥珀抱龙丸等药物不见好转。遂去多家医院儿科检查，均诊为"后天性脑积水"。无特殊疗法，故经人介绍来诊。查之见头右侧太阳穴后上方有一鸡卵大小突出，触之较坚，似骨非骨，虽硬不坚。追问患儿母亲无外伤及跌仆史，故认为患者虽为婴幼儿，但抽搐反张、四肢厥冷乃属脑风为患，投以镇静息风之剂：天麻 2.5g，蝉蜕 5g，全蝎 4 个，蜈蚣 1 条，钩藤 7.5g，胆南星 2.5g，天竺黄 2.5g，僵蚕 5g，防己 2.5g，石菖蒲 5g，煎汤常规服。嘱其母连续应用此方。服药 3 个月后抽搐发作症状明显减轻，发作次数也显著减少。8 个月后患儿基本停止发作。12 个月头部突起消失，抽搐消失，唯右足趾检查时尚较拘紧，停止治疗，病证基本痊愈。半年后偶遇其母，自述目前孩子始终未见抽搐，除右手指活动稍笨拙外，其他未见异常。

二、痿证

患者于某，男，50 岁，沈阳锅炉厂工人。

患者于 1979 年开始出现双下肢麻木，走路蹒跚，足大趾背屈困难，疲乏无力，自觉身体沉重，上半身尤著，走、站等动作时常失去平衡，倾斜欲倒，头晕，胸腹汗出，下肢无汗。至1980年病势加重，下蹲、起立困难，双下肢不能抬举，右侧重，左侧轻。右手感觉消失，左手正常。1981年双下肢痿软不能步，辽宁省兴城疗养院诊为脊髓硬化症。疗养加服药40天无疗效出院。1982年双下肢僵硬不能活动，完全失去知觉，二便失禁，经外院系统检查后，诊为椎管内颈髓段粘连，欲行手术，患者拒绝。1982年3月来我处门诊，见患者神志清楚，发育正常但身体羸瘦，二目无神，面色晦暗，语音低微，吐字欠清，皮肤状若鱼鳞，干燥不润按之脱屑，四肢麻木不仁，上肢尚知痛楚。舌胖质淡，苔白腻，脉沉细而弱。脉证合参诊为：痿证。

综观上证为气阴两虚，营血不足，经脉不畅兼有里热导致筋脉骨肉失荣，热灼筋伤所致。治以益气养阴、化瘀清热之法。药选黄芪40g，石斛20g，生地黄15g，秦艽15g，桃仁15g，黄柏15g，蚕沙15g，僵蚕15g，蜈蚣3条，全蝎15g，白鲜皮15g，漏芦15g，当归20g，水煎服，每日3次。随症加减防己、鸡血藤、薏苡仁、威灵仙、地龙、桑枝、穿山甲。

先后治疗两年半，共服上方312剂（有时节假日或一些其他情况间断几日外，一直服用本方未用他药治疗），疗效显著，患者排尿可以控制，大便自理，可独自行走七八步，双下肢可屈伸，两手能握物、持筷、拿碗吃饭。腰痛消失，双下肢感觉恢复，精神状态良好，语言连贯准确。

三、白塞综合征

患者张某，女，33岁，干部。

因口腔溃疡半年，于1992年3月7日就诊。患者于1991年9月发现口腔溃疡，阴道黏膜溃疡，全身皮肤有结节红斑。来本院诊治，口腔科病房按口腔溃疡收其住院，治疗一个半月未愈。后经内、妇科会诊，根据上述表现及注射后针孔炎性反应确诊为白塞综合征。请余治疗。

查患者面色㿠白无华，口腔黏膜有黄豆大溃疡3个，舌红、体薄，苔白。妇科检查发现白带量多，阴道左侧有一蚕豆大小溃疡，色白微黄，胸、腹、四肢皮肤有数个结节红斑。脉诊见六脉均沉细。辨证认为此证乃肝经湿热上下熏蒸，上蒸于口则见口腔黏膜溃疡，下注于阴则见阴中溃疡。治以清热利湿之法。方药：龙胆草20g，柴胡20g，胡黄连15g，龟甲25g，黄柏15g，泽泻20g，草薢15g，土茯苓15g，当归15g，防己20g。嘱其休息，服药治疗。服药3剂。二诊于方中加莲子15g，山药15g，6剂。三诊又加白芥子15g，每日1剂。至4月29日服药50余日症见转机，口腔溃疡已愈合两个，不适症状明显减轻，阴部不适亦见好转。以后治疗均宗首方，于6月1日龟甲加至50g，6月20日又加蔓荆子15g，车前子20g，6月27日再加生牡蛎25g，地骨皮20g，服至1992年8月15日，口腔溃疡消失，阴道溃疡亦除，皮肤结节红斑全退，身无不适。嘱继续按最后一次方药，连续服药两个月后停药观察。因其工作单位距医院很近，嘱其每一两周来院报告病情及复查，至12月7日患者一切良好，身体无任何不适，也无任何白塞综合征体征。

领悟：白塞综合征是临床不为鲜见的一种难治性疾病。中医可据仲景先师之论诊为"狐惑病"。本例应用清热利湿之法恰对脉证，但一般清热利湿功效的方剂甚多，为何本例所用方药疗效显著？按老师之

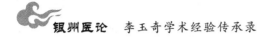

言，方中龟甲至关重要，但必须用较大剂量方能奏效，本方用至 50g，与一般所见资料报道不同。此药与清热利湿之剂伍用为何有此疗效，今后当潜心研究，以明其获效之理。

四、萎缩性胃炎

患者朱某，男，69 岁，退休。

1992 年 5 月 21 日来诊。患者胃脘部胀闷、灼热不舒，食后加重 8 年，一年前曾于某医院经胃镜检查诊为：慢性胃炎、局部肠上皮化生。服泰胃美、胃必治等药治疗 3 个月症状不减，时轻时重，欲服中药故来本院求治。

查患者面色晦垢无华，舌淡，苔薄白，舌中部苔成块状剥脱，底光滑少泽。舌面望之不平坦，似有皱褶之样，六脉弦数。心电图检查报告：心肌受累。

综观上述脉证为脾胃虚寒，胃气郁滞，和降失职而致。治以补益脾胃、化瘀行滞之方：党参 20g，白术 20g，茯苓 20g，威灵仙 25g，马齿苋 25g，防己 20g，扁豆 15g，三棱 15g，莪术 15g，水红花籽 20g，川楝子 20g，槐花 25g。

服上方至 8 月 30 日，胃镜报告：中度萎缩性胃炎、中度肠上皮化生伴不典型增生。服上方汤剂加炙猬皮 15g，白花蛇舌草 20g，蚕茧壳（煅）15g，间服李老师创制的"阻癌冲剂"。连续服至 9 月 27 日症状消失，胀闷及灼热感均缓解。为巩固治疗，嘱患者坚持服药 6 个月。复查胃镜只有浅表性胃炎，无萎缩征象。

五、下肢静脉栓塞

患者王某，男，53 岁。工人。

因左下肢肿胀疼痛半个月，于 1992 年 6 月 28 日来诊。

患者半个月前发现左下肢肿胀、疼痛，在辽宁省沈阳市某部队医院经四肢血流图检查，诊为左下肢深部静脉血栓栓塞。现症见：左小腿肿胀疼痛，大便不畅二三日一行，欲服中药今日来诊。

患者脑血栓一年病史，现已恢复良好；陈旧下壁心肌梗死。一般状态良好，四肢活动自如，左下肢小腿明显肿胀、不红，局部皮肤温度正常，按之较硬，复查左下肢血流图，报告同前。血压150/105mmHg。诊断：脉痹（气滞血瘀证）。治法：行气化瘀，兼以利水消肿。方药：天麻 15g，茯苓 40g，金衣 40g，桃仁 15g，西瓜翠衣 25g，泽泻 15g，木香 15g，冬瓜仁 15g，鸡血藤 20g，滑石 20g，白术 15g，薏米 15g。

二诊：上药 6 剂后，下肢肿胀疼痛减轻，大便通畅如常，嘱患者按此方继续服用，至 10 月 11 日下肢肿胀疼痛全部消失，一切如常，病告痊愈。

六、肾及输尿管结石

患者陈某，男，53 岁。干部。

因阵发性腰腹剧痛 1 天，于 1974 年 1 月 4 日来诊。

患者自述突然腰腹剧痛，难以忍受，以为片刻能缓解，不料越痛越重而来院诊治。查患者急性痛苦面容，右手护以右侧腰腹部，身体略向前弯腰走进诊室。急检尿常规：红细胞满视野，X线提示右侧输尿管上段结石。舌红，色稍暗，苔薄白微黄，脉沉紧。

方药：茅根20g，桑皮20g，车前子15g，海浮石15g，生蒲黄15g，瞿麦20g，王不留行15g，石韦15g，当归15g，檀香10g，桃仁10g，党参15g。

按上方嘱患者每天服药3次，多饮水，要走动或跳跃。6剂药后患者腰腹痛未见明显减轻。二诊时前方加狗脊20g，冬葵子15g，鱼脑石15g，金钱草35g，再服6剂。药后来诊，腰腹疼痛稍减轻，疼痛部位向下移。嘱其继续服用前方，并嘱其排尿入盂，观察是否有结石排出。患者服药第24剂时一次排尿突然中断，尿道刺痛，努力排尿时，突觉一物从尿道冲出后尿出通畅。检查尿盂，见一黄豆粒大小黄褐色疏松结石。疼痛明显减轻，两天后腰腹疼痛消失，病告痊愈。

七、腰腿痛

患者伊某，男，16岁。学生。

腰腿疼痛酸楚3年，于1992年8月20日就诊。3年前发现腰腿酸痛，以为过一段时间能好转，自服一些止痛药物，疼痛虽未加重但亦未痊愈，曾在当地医院服用木瓜丸、活络丹类药物不愈，症状加重，遇寒痛甚，得温痛减，经他人介绍来诊。

1976年曾患紫癜性肾炎，无家族遗传史及传染病史。查体：面色㿠白无华，舌淡红，苔薄白，脉沉细。四肢无畸形，无红斑结节无红肿。实验室检查：血沉第1小时38mm。

西医诊断：腰腿痛；中医诊断：痹证（寒湿痹阻经络）。治法：散寒除湿止痛。方药：地枫皮 15g，防风 15g，乌蛇 15g，当归 20g，寄生 20g，枳壳 15g，木香 15g，川断 20g，苍术 15g，威灵仙 15g，杜仲 15g，木瓜 15g，牛膝 20g。

上方连续服用至 9 月 1 日，二诊疼痛明显减轻，继续服之。三诊（9 月 16 日），患者症状虽然减轻，但缓解速度太慢有停滞不前之意。故前方加穿山龙 30g，海风藤 20g，服药至 9 月 30 日，共 40 天腰腿疼痛完全缓解，阴雨天亦未见发作。

八、蛛网膜下腔出血（中风）

患者高某，男，51 岁。工人。

患者 1972 年 10 月 4 日突然昏仆不省人事，急诊来我院住院治疗。

检查患者深度昏迷，身热，体温 38.9℃，脉搏 140 次 / 分，血压 180/120mmHg，呼吸急促，鼾声，项背强直，口唇紫暗，头汗如珠，四肢不用，撒手遗尿，腰穿脑脊液检查血性，中西医会诊并抢救治疗。西医诊断：蛛网膜下腔出血；中医诊断：中风（中脏腑）。即刻行止血、开窍等常规治疗。中医急行鼻饲牛黄安宫丸。

入院 3 日后，病情愈加深重，中西医再次会诊：患者持续昏迷并继续加深，高热不退，中西药均未见疗效。会诊医师有建议即刻手术治疗，当时我院不能做此种手术，但转院过程危险太大。有的医师认为病陷膏肓，无法救治，只能维持治疗。而我认为：中风乃"风邪"乘虚为患，自古以来李东垣主"虚"，刘河间主"火"，鲜有以瘀论治者。而不论从虚、从火、从痰论治都未能使患者复苏，乃因出血未止，但已出之血无处可去，离经之血成为瘀血，故此患之治当止血化瘀兼施。有的医师提出应用汉三七，余认为切切不可，按常论汉三七化瘀之力胜于止血，用之必加重出血，顷刻之间即可使患者毙命。故用水蛭炭化治疗，取其炭以止血，用其力以攻逐瘀血，因其炭化则水蛭之攻逐化瘀之力变缓，按此可收止血化瘀之功。众医同意余之见解。具体用药：以水蛭炭 1.7g 与安宫牛黄丸水化同服（鼻饲）。1 日 3 次。入院第 5 天开始施用上法，3 日后患者身热稍减，余证同前。此日开始加大水蛭炭剂量每次 5g，服药一周之后，病情稳定无好转亦无恶化趋势。故再行加大水蛭炭用量，每次 7.5g，此量一周后患者出现无目的性手足活动，检查似有痛觉，体温下降至 37.8℃，脉由洪大有力变为细而稍数。此刻医护皆现喜悦之色。余果断决定将水蛭炭加至 10g，余药照用（西药支持疗法、中药安宫牛黄丸）。患者终于在入院后第 41 天清晨苏醒，但时有躁动、哭泣、流涕、呃逆、口唇颤动。此后经潜阳清火息风等法治疗，日趋好转。两个半月后出院，出院时，他人扶持可以行走。本例患者之治疗获收卓效，实为水蛭炭之功劳也。

九、脱发

患儿时某，男，11 岁，学生。

1981 年 3 月 6 日来诊。患儿于 3 年前始见脱发，至今已完全脱落，头皮光亮宛如灯泡，曾于多家皮肤科和内科治疗，终告失效，请余诊治。

余察患者，形体不瘦，舌燥无津，苔色微黄，平素偏食，食欲不佳，大便经常燥结。余思之通常治疗脱发多以补血养血、滋阴润燥之方。该患儿临床表现若以常法施治难以获得疗效，统观脉证诊为：脱发（阳明燥热证）。

治疗取调胃承气汤合使君子散。服药 1 周停药观察。此间患儿二便正常，食欲增加。至 14 周头皮有稀疏细发出现，此后一个月患儿满头生出新发。此治阳明燥热以生新发之理，常医难解。此乃因胃为水谷之海化生气血，发为血之余，阳明燥热得除，气血化源充盛，发自生出。余得此效亦属偶然。此病之治，余还积累另一经验，即使君子用量超过 15g，患者会出现呃逆，重则呃逆不止，使君子减量则呃逆停止。此点临床医师可检验之。

十、噎膈

患者何某，男，42 岁，司机。

患者因进食则噎，食后则吐月余，于 1976 年 3 月 26 日来诊。现患者进食咽下不顺，噎塞感较重，食下后须臾吐出两个月左右，开始症状较轻，近 1 个月来上症明显，曾于中国医科大学附属第一医院检查怀疑食道占位病变（食道钡透通过不畅，有一处钡充盈不良）未能确诊，建议去北京检查，患者到北京几家医院检查，都认为难以除外肿瘤。因占位病变居于食道中上段，手术难度较大，建议服中药治疗而来院。

查患者面色无华，消瘦，舌淡，苔白腻微黄，脉沉滑无力。余视其面，望其舌，切其脉，听其苦，诊为噎膈重症。乃痰血抟结，阻于食道，食道窄隘所致。此症治疗，医者当心中明了，先治其标后治其本，确定治疗规划，分阶段施方。

第 1 阶段，用奇方治之，旨在药味不杂，以收力专效宏之果。方药：威灵仙 50g，莪术 40g，水煎服，1 日 3 次，每天 1 剂，连服 20 日。

此间患者来述服药第 10 日噎感大减，程度减轻，但仍有较重发作。

第 2 阶段，用复方治之，旨在全面进攻，逐伐邪气。方药：蚕茧壳 10 个，羊角屑 25g，荜澄茄 10g，香橼 15g，莪术 30g，豨莶草 20g，昆布 15g，生牡蛎 40g，茅根 50g，白花蛇舌草 100g，半枝莲 40g，水煎服，每日 3 次，每日 1 剂。

患者坚持服药一年，噎塞呕吐症状消失，体重渐增，食道钡餐透视：占位性物隐约不清。健康情况好转上班工作。

患者尽管最终未能确诊是否是癌，但经上述治疗，噎膈恶证基本缓解。对患者随访一年未见复发。虽不敢断言该患就是食道癌，但是曾用本方治疗肺、胃等确诊的癌症病人，都明显延长了生存期。对萎缩性胃炎伴肠上皮化生和不典型增生的患者，经过治疗有的不典型增生消失，有的肠上皮化生消失。因此说，中医药治疗和预防肿瘤是大有前途的。

十一、习惯性流产（滑胎）

患者全某，女，27 岁。

患者自 23 岁结婚至今 4 年来，先后妊娠 3 次，均在孕后 3 个月左右出现腰酸腹痛，进而阴道流血而滑胎。虽然每次妊娠后都十分注意起居和避免过劳，但都没能防止腰酸腹痛的出现，每次也都请医生诊治，服用胶艾四物汤加补肾安胎之药，但均告无效。本次为第 4 次妊娠后 40 天，鉴于前 3 次滑胎的情况，现患者精神紧张，深恐胎儿再次夭折，遂请诊治。观患者发育良好，体态丰盈，面颊红润，舌淡，舌尖红赤，全舌无苔，脉滑略数。现症见腰酸乏力，小腹不适，疲乏无力，食少纳呆。

综观上述脉证，患者为脾气虚弱，血失统摄，胞宫蕴热，伤及胎元而致滑胎。治取四君子汤加黄芩、竹茹、知母之类中药汤剂服之。服药两周，患者来诊，述其少腹隐痛，阴道流血少量，精神紧张，茶饭惰进。李老嘱其切勿惊慌，寡欲养心，静卧少动，继用四君子汤方加生地炭、莲房炭、杜仲炭等药物治疗。此方服 6 剂后血止。血止后继续用四君子汤加减治疗 7 个月。从第 8 个月开始，每月月初服药四君子汤 4 剂。至妊后足月，娩出一健康活泼女婴。

领悟：治疗此类滑胎之病，古今医家多用补血止血、益肾安胎之法，但是收效者不多。李老说："滑胎一证总属气虚不摄，冲任不固，精血不足，胞宫蕴热所致。一味止血补肾，然气虚不足，血失统摄必离经而出，生化不足必致胎元失养而滑胎。"方用四君旨在益气摄血养胎，我曾用前人补益精血或止血安胎之法实践多例均未收获。故此，一味仿效古方之论，从血论治实难收获疗效。

十二、荨麻疹（痦瘟病）

患者张某，女，37 岁，工人。

因全身皮肤起疙瘩伴奇痒两周，于 1982 年 5 月 18 日就诊。

10 年前的一个夏天，患者突然全身皮肤出现大小不等高出皮肤的扁平疙瘩，有的融合成片，瘙痒异常。曾于沈阳多家医院皮肤科治疗，多种脱敏止痒药物都用过，如苯海拉明、扑尔敏、异丙嗪、强的松、地塞米松、息斯敏等。用上述药物治疗，疹块及瘙痒虽可减轻，但停药后又复发作，症情时轻时重，时发时止。两周前病证复发，皮肤疹块连片，奇痒异常，不欲再用激素类药物，期待中药治愈本病而来院就诊。观患者皮肤，丘疹略高于皮肤，大而扁平，全身多处有抓挠印痕，四肢、躯干皮肤均有疹块，以胸背及大腿内侧为多。舌淡红、尖部赤红，脉细略数，身感微热。考虑本患者疾病反复十年，久治不愈，故诊为瘾疹顽证。

李老曰："此证习顽，非常法能医，当施余之三步根治之法。"停用各种中西药物，第一步服下方7日：浮萍15g，苦参15g，地肤子20g，白鲜皮20g，荆芥15g，防风15g，蝉蜕15g，紫草20g。

第一步疗法，在服药期间嘱患者及其家属，如见发热，疹块加大或增多，切勿惊慌，此乃药物祛邪外越之征，切切坚持服药。

患者7日后二诊时述说：服药第3天果然疹块增多，疹形增高，瘙痒未减，唯未见明显发热。第二步治疗方药如下：苦参15g，大青叶20g，紫草20g，地骨皮20g，牡丹皮20g，僵蚕20g，生地黄15g，红花20。亦服一周。

患者三诊述说：第二方服用后4天疹块消尽，瘙痒全除，皮肤颜色恢复如常。第三步方药服药亦是一周，以图根治。大黄15g，连翘15g，重楼20g，丹皮20g，当归20g，山豆根15g，苏叶15g，甘草15g。

患者药后痊愈，随访3年未见复发。李老首创治疗荨麻疹之三步根治法，曾治疗 30 例病人。随访 3 年未见复发者 24 例，治愈率为 80%。"三步根治法"分别是宣通解表法、化瘀解毒法、涤荡净腑法。在用药期间要嘱患者必须戒食腥膻发物及酒等辛烈之品，如鸡、鸭、牛、羊、海鲜、酒、葱、蒜、辣椒等。

第七章 论养生

师曰：正确的"养生"是保健、延年益寿的重要措施，饮食起居是"养生"的一个重要的方面。本人年逾古稀，然体态康健，脏腑无疾，脑力充盛，反应机敏，记忆力强，所以然者何？天赋与养生之道使然也。起居有矩，寝食有规。每日卯时随日出而起，缓带宽服漫步于庭。刻钟之后，夏日则信步林荫，冬月则踏雪户外。伸臂摇颈，活动筋骨，催动血脉，缓步百米而返。晚餐之后，或头顶明月，或背背北斗，缓步慢行半个时辰。每日如此，归舍时自感身轻目明。借此体健神旺之时，复习金元四家之书或浏览唐宋古诗，或挥毫习字。戌亥之时宽衣入榻。凡此日复一日，年复一年，至今已有半个世纪。经脉通畅，气血周流，脏腑坚韧，百骸盛壮，髓海有余，轻劲多力。至于饮食则精粗相参，菜肴随己之所欲而烹。白米、白面、高粱米、小米随时。多年来，菜肴的烹调要素如下。

米醋当先少食盐，姜丝必备胡椒全。

料酒味精适可止，糖若过量脾不安。

菜宜清淡汤宜鲜，清炖红烧端在烂。

油腻太过伤脾胃，凉盘虽美要少贪。

鸡鸭鱼肉皆为佳，独爱鱼中之黄花。

红焖猪肉虽香美，贪香多食病胃家。

白米白面虽经常，红粮小米随时加。

菜饭称心纳之香，尽收水谷之精华。

　　领悟：调和情志，多种爱好，丰富精神生活也是养生的重要一环。

　　凡人皆有七情六欲，情志变化过激最能影响人的身心健康。所以必须竭尽一切之可能，施以最佳之法抑制过度喜、怒、哀、乐。如某时某地因某事欲发盛怒之时，应即刻离开，到别处走走，避开致怒之事。

　　与同事、属下、亲朋闲谈之时，可谈天可说地，可侃古今奇观，但绝不议论人非。闲暇培养多种爱好，陶冶情操，诸如书法、作画、制作花卉盆景、吟诗赋对等。李老在世时，为同事、亲朋题字题词几百幅。李老喜爱古玩字画，更藏有唐伯虎字画真迹，不时欣赏。凡此种种，李老心神永处安乐欢悦之中。

　　　　七情六欲人皆有，喜怒太过必伤身。

　　　　偶逢怒事走开去，平调心肝免伤神。

　　　　作画写字制盆景，陶冶情操实为珍。

　　　　侃天侃地侃奇观，莫论人非不烦心。

　　人之大脑用进废退，愈用愈灵，李老深信于此。故除睡觉之外，李老总是在思虑揣摩之中，如科研课题的进程、昔人来诊病的疑难棘手之处、一种设想如何实现等，时时刻刻在脑中运筹，分析研究之中，总觉时间不足，无暇将大脑闲置。李老虽年逾古稀但头脑清楚，灵性不减，悟性有增，即用之功也。觉当然不可不睡，但绝不可贪睡，以疲乏消失为度，每日6个小时足矣。

　　至于烟酒，世人多以为是有害之物，李老虽有同感，但不作为禁绝之品。劳累之时也偶取香烟一支吸上几口，顿感舒服之至。每日二三支足矣，从不多用。酒乃水谷之精华，多饮者难免无伤，少饮者未必无益，古医家对此早有论述。李老认为世间一切为人类所有之物，贪之过多皆能成害。李老视酒为珍品，每逢兴高神怡之时也常饮一杯，非但毫无痛楚之感，且倍觉气力大增，心旷神怡。假若致头晕目眩，脏腑难免受损，若及致呕吐昏睡则必遭大伤无疑。对此有一歌：

> 烟酒原本为佳珍，适宜少用可提神。
>
> 过量成癖损脏腑，伤身减寿当审慎。

养生之道内容广泛，以上所谈只是一斑，养生之道更因人而异，难求尽同，可取长补短以求全善。

李老养生一为运动（动脑、动身），二为清心，三为随己取食求饮。故此，李老在年已高龄之时仍体魄康健。养生之学含做人之理，侃天侃地侃神，议论人非烦心，我等当遵于此，取李老之法而为之。

后 记

　　《银州医论》是郭恩绵教授跟随老师李玉奇教授临证学习中，根据老师对药性、组方、观舌识病、疾病之治、手稿验方、杂证治验、养老七个方面的论述，以及郭恩绵教授对老师之论得到的启迪编撰而成的。在编撰过程中虽然不断地请教郭恩绵教授和同志们，但是由于我们的学术理论水平和写作水平有限，李老还有许多宝贵的、别具一格的经验由于没能认识到或临证疏忽而漏掉，未能收录书中，这些力争在以后加以弥补。

　　《银州医论》完稿后，反复阅读数遍，越读越觉得李老的经验新颖，学术风格独特，如观舌识病、治胃之方、疗肾之法等，用于实践，屡得效验。心中欣悦之际倍增对李老的崇敬和继续深入研究中医学理论的信念，深感仍要加倍努力潜心研究，力争能学到更多的学术经验，增长才干，济世活人。

《银州医论》编委会

2024 年 2 月

李玉奇教授传承脉络

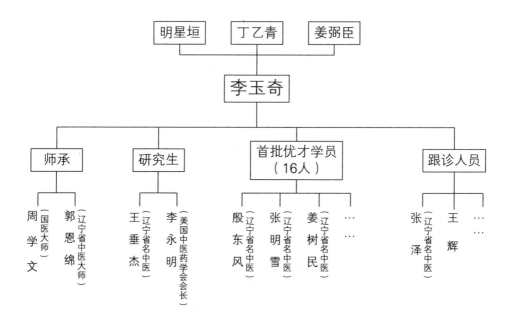

郭恩绵教授传承脉络

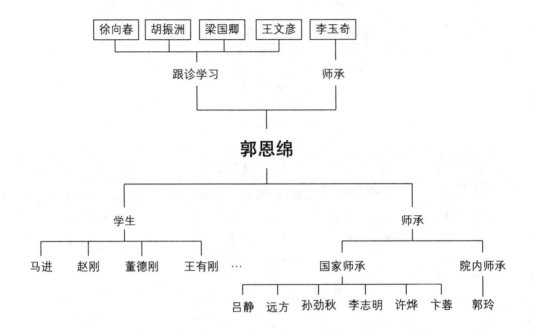